손을 씻자

건강을 지키기 위한 새로운 법칙

프레데릭 살드만 박사 지음

허지은 옮김

문학세계사

옮긴이 · 허지은
연세대학교 주생활학과 졸업. 프랑스 파리 라빌레트 국립건축학교 수료.
현재 전문 번역가로 활동 중.
번역서로는 『페데리고, 로렐라이의 전설』, 『롱기누스의 창』,
『결혼해도 좋은 남자, 연애만 해도 될 남자』,
『초콜릿을 만드는 여인들』 등이 있음.

손을 씻자—건강을 지키기 위한 새로운 법칙
프레데릭 살드만 박사 지음

·

초판 1쇄 발행일 2008년 6월 3일
2쇄 발행일 2009년 5월 15일

·

옮긴이 · 허지은
펴낸이 · 김종해
펴낸곳 · 문학세계사

·

주소 · 서울시 마포구 신수동 345-5(121-110)
대표전화 · 702-1800 팩시밀리 · 702-0084
이메일 · mail@msp21.co.kr 홈페이지 · www.msp21.co.kr
출판등록 · 제21-108호(1979.5.16)

·

값 11,000원
ISBN 978-89-7075-429-1 03510
ⓒ문학세계사, 2008

On s'en lave les mains

by

Docteur Frédéric Saldmann

On s'en lave les mains
by
Docteur Frédéric Saldmann

"자신감이 지나치면 위험하다."

——코르네유(Corneille)

건강법을 다시 배워야 한다?

옛날에는 전염병이 한 번 퍼지면 미처 손을 써 볼 겨를도 없이 사람들이 죽어나갔다. 특히 돈 없고 능력 없는 사람들은 처참할 정도의 피해를 입을 수밖에 없었다. 20세기 초, 미생물이 전염병 발생의 주된 원인이라는 사실이 밝혀지자 사람들은 이러한 질병과 싸우기 위해 위생이라는 개념을 갖게 되었고 환자를 격리하는 방법도 생각해내었다. 예방접종과 항생제, 그리고 다양한 화학물질의 사용으로 전염병 발생이 어느 수준까지 억제되자 차츰 전염병은 그리 큰 어려움 없이 정복될 수 있는 대상이라는 착각이 만연하게 되었다. 물론 항생제와 예방접종의 도움으로 외과 수술 분야는 큰 발전을 이루어냈고 많은 생명을 구할 수 있게 되었다.

그러나 동전에는 양면이 있는 법. 이런 획기적인 방법의 이면에도 결점들이 숨어 있었다. 항생제를 남용하고 예방의학의 기적에 의존해 기본적인 위생법칙을 무시한 결과 약에 내성을 갖는 박테리아들이 출현했고 그로 인해 예전보다 더 다루기 어려운 전염병들이 퍼져나가게 된 것이다. 게다가 우리의 생활은 점점 더 도시화되어가고 있고 식습관도 바뀌고 있으며 날이 갈수록 전보다 더 편리한 설비들이 개발되고 있다. 이러한 추세이다 보니 우리의 몸은 점점 쇠약해져 가고 새로운 환경에서 번식한 병원균들은 노약자들의 건강을 위협하는 전염병을 발생시키고 있다.

우리는 지금 치료약과 예방약이라는 막강한 무기와 생활방식과 환경의 질을 높이는 확실한 기술을 보유했으면서도 가공할 미생물의 공격과 목숨을 위협하는 전염병의 공포에 떨어야 하는 역설적인 상황에 놓여 있다. 이럴 때일수록 새로운 상황에 적용할 수 있는 위생법칙을 다시 배워 우리를 노리고 있는 미생물의 침입과 감염을 최소화해야 한다. 다시 배워야 할 위생법칙이라지만 그리 새로울 것은 없다. 조상들이 우리에게 가르쳐주었던 것, 더 나은 삶을 살기 위한 방법에 불과할 뿐이다. 특히 완벽한 치료라는 것이 존재하지 않고 그나마 발견된 치료법에도 한계가 보이는 지금, 이보다 더 나은 건강관리법은 그 어디에도 없을 것이다.

파비앙 스퀴나찌
(파리 시 위생연구소 소장)

머리말

"병에 걸려 치료하는 것보다 예방하는 것이 낫단다." 어렸을 적에 어머니가 귀에 못이 박이도록 해주시던 말씀이다. 어른이 되어 의사의 길을 걷게 되고 나서야 나는 어머니의 말씀이 구구절절 옳았다는 사실을 확실하게 알 수 있었다. 의학의 비밀을 하나하나 알아감에 따라 정확한 정보만 확보할 수 있다면 사람의 몸이 당하는 고통을 얼마나 많이 줄일 수 있는지를 실감하게 된 것이다. 담배의 위험성을 전혀 모르고 흡연을 계속하는 사람이 있다고 생각해보자. 그 사람은 선택의 여지도 없이 자신의 건강을 위험에 노출시키고 있는 것이다. 이런 피해를 막기 위해서는 의학적인 위험들에 대한 정보를 입수하고 이를 예방할 수 있는 방법을 알아내는 것이 무엇보다 중요하다. 그것이야말로 수많은 질병들의 공격에 제대로 대처할 수 있는 최선의 방법인 것이다.

내가 몇 년 동안 개인과 단체의 질병 예방 프로그램을 개발하기 위해 온 에너지를 쏟아부어온 이유가 바로 여기에 있다. 물론 쉬운 일은 아니었다. 현실적으로 의사라는 존재는 치과의사와 같은 입장에 처해 있기 때문이다. 치과 환자는 치통으로 더 이상 견딜 수 없을 때가 되어야 치과의사를 찾아온다. 미리 정기 검진을 해 둔다면 그렇게까지 심한 고통을 당하지 않아도 될 텐데 말이다. 보통, 질병들은 겉으로 드러나는 증상이 없는 채로 진행되는 경우가 많기 때문에 환자들은 정기검사의 필요성을 그다지 절실하게 느끼지 못하는 것이 사실이다. 검사만 규칙적으로 받아도 질병 예방에 많은 도움을 받을 수 있을 텐데.

내가 처음으로 도전한 분야는 심장 병리학 쪽이었다. 이 계통의 환자들을 접하면서 예방의 중요성을 뼈저리게 깨달을 수 있었다. 경색(梗塞)을 일으킬 정도로 심하게 관상동맥이 막히기까지는 십여 년이라는 세월이 걸린다. 그 세월 동안 과체중이라든지 줄곧 앉아 있는 생활습관이라든지 스트레스, 고혈압, 혈액 내의 과도한 콜레스테롤이나 당분과 같은 인자들이 가속화될 수 있다. 너무 늦지 않게 이러한 인자들을 찾아내어 생활습관을 바꾸는 등의 노력을 기울인다면 환자나 의사나 더 바랄 나위 없는 승리를 쟁취할 수 있다.

나는 경색의 희생양이 되어 의자에서 침대로 건너가는 사소한 움직임에도 엄청난 고통을 느끼며 남은 생애를 보낼 뻔한 사람이 간단한 예방과 올바른 식사습관을 지켜 혈관 사고를 미리 예방할 수 있었을 뿐 아니라 건강한 몸으로 인생을 즐기며 사는 사례를 많이 보아왔다. 이런 상황을 이해한 나는 영양과 심장 혈관계통 질환과의 밀접한 관계를 분석하기 시작했다. 히포크라테스는 근대 의학이 발견한 것보다 수백 년이나 앞선 시대에 이미 "음식으로 못 고치는 병은 약으로도 못 고친다."라는 말로 음식과 건강과의 밀접한 관계를 강조했다. 10년 전, 내가 『오메가 3』라는 책을 쓸 때만 해도 생소했던 개념이 이제는 유행처럼 널리 퍼져나갔다. 당시 책에서 다룬 내용은 센세이셔널을 불러일으켰다. 생선을 많이 먹는 덕에 매일 오메가 3를 섭취하는 에스키모와 일본인들은 지구상에서 가장 낮은 심근경색 발병률을 보인다. 이를 통해 오메가 3가 심장 기관을 보호하는 중요한 역할을 한다는 사실이 증명된 셈이다. 그러나 생선을 규칙적으로 섭취한다고 해서 반드시 건강한 식생활을 한다고 단정지을 수는 없다. 몸에 좋은 음식은 무엇보다 다양한 영양소를 골고루 갖추고 있어야 할 뿐 아니라 세균이나 독성물질의 감염이 없어야 한다. 위생적인 면에서 문제가 있어서는 안 된다는 이야기이다. 물론 그 음식을 구성하는 영양소에 대한 정보 정도는 기본적으로 알고 있어야 한다!

오랜 기간 동안 나는 건강을 지킬 수 있는 방법, 즉 병을 가장 효과적으로 예방할 수 있는 방법을 연구해 왔다. 광우병이 우리의 식탁을 위협하던 시기에는 사람들이 신종 위험에 맞서 스스로를 보호할 수 있기를 바라며 『우리의 식탁을 위협하는 새로운 위험들』이라는 책을 썼다. 다이옥신이나 재발이 잦은 리스테리아(Listeria)병, 그리고 크로이트펠트-야콥병(Creutzfeld-Jacob, 인간 광우병)의 공격에 어찌할 바를 몰라 두 손을 놓고 있는 일반인들에게 도움을 주고 싶었다.

그러나 이 책에서는 누구나 알아두어야 할 기본적인 사실에 대해 이야기하려고 한다. 바로 '손씻기'가 가장 중요한 건강 관리법이라는 점이다. 언젠가 영국 어느 선술집의 땅콩 그릇에서 14종의 소변성분이 검출되었다는 충격적인 보도가 있었다. 방송마다 이 내용을 수천 번쯤 되풀이해 인용했으니 여러분들도 어디선가 한 번쯤은 들어본 기억이 있을 것이다. 이유는 간단명료하다. 화장실에서 소변을 본 후 손을 씻지 않고 나온 손님들이 땅콩을 집어먹으려고 그릇에 손을 넣었던 것이다. 이런 충격적인 이야기 덕분에 정신이 번쩍 들었다는 사람들도 적지 않았다. 실제로 닥칠 수 있는 위험과 그것을 피할 수 있는 방법을 자각할 수 있도록 해주었으니 어떤 면에서는 도움이 되었다고 해야 할까.

그러나 최근 새롭게 등장한 위험들로 인해, 앞으로 우리가 겪어나가야 할 위기가 너무나도 심각하다는 사실이 확인되었다. 제일 먼저 우리의 경각심을 일깨워준 것은 아직도 정복되지 않은 조류독감이나 치쿤구니아(Chikungunya, 모기가 옮기는 열대 바이러스에 의한 전염병—역주) 같은 전염병이었다. 그러나 이들 역시 시작에 불과했다. 지금 이 순간에도 바이러스에 의한 여러 가지 질병들이 전세계로 퍼져나가고 있다. 잦은 여행, 지구 온난화, 인구 증가 등의 모든 인자들이 한꺼번에 작용하여 심각한 수준의 위생 문제를 일으키고 있는 것이다.

이런 상황에서 지나치게 호들갑을 떠는 것도 도움이 되지 않지만 이런 위험들을 모른 척할 수도 없는 노릇이다. 눈앞에 닥쳐올 위기들에 맞서기 위해서는 무엇보다 새로운 건강법을 배우고 잘못된 습관을 바꾸어야 한다. 우선 현대인들이 무시하고 있는 기본적인 행동들을 다시 배우는 것에서부터 시작해야 한다. 그리고 최근에 새로 나타나기 시작한 위험한 질병들을 잘 파악하고 그것들에 대처할 수 있는 방법을 알아두어야 한다.

이 책은 실생활에 도움이 되는 건강법들과 잘못된 건강 상식들을 짚어보려는 의도로 쓴 것이다. 효과적인 질병 예방법을 알아둠으로써 여러분 모두 더욱 건강한 생활을 누릴 수 있게 되기를 바란다.

| 차 례 |

제1부 기본적인 사항들

제1부
기본적인 사항들

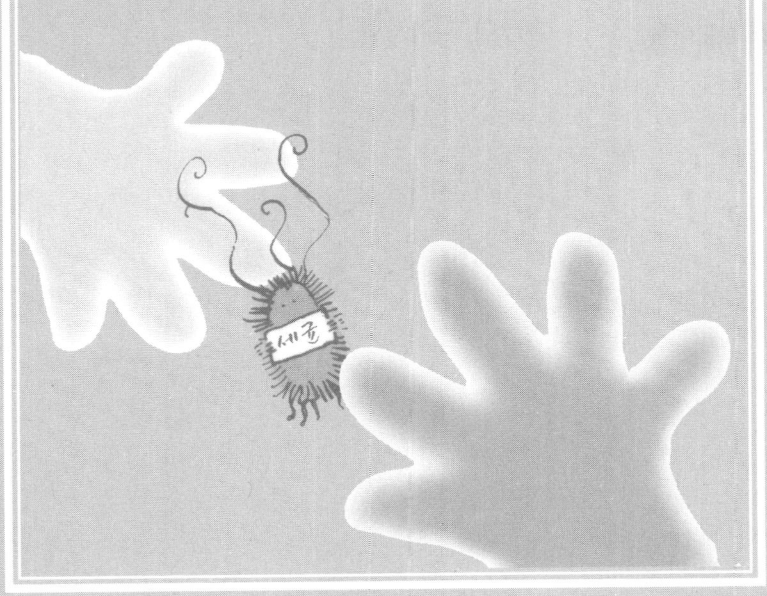

"요즘 세상은 옛날에 비해 뭐든지 빨리 돌아간다."

사람들이 자주 하는 말이다. 하도 흔하게들 하는 말이어서 구체적인 어떤 현상에 관한 이야기라기보다는 하나의 상투적인 표현으로 들릴 정도이다. 상품 교역이 빈번해지고, 여행도 잦아졌으며 인구도 끊임없이 증가하고 있다. 결국 세상은 무서운 속도로 달려가고 있는 것이다. 이런 환경 때문에 우리의 일상생활에는 새로운 위험요소들이 나타나고 있다. 특히 시간이 없다거나 정보가 부족하다는 이유로 우리는 건강의 기본이 되는 사항들, 즉 큰 고통을 피할 수 있는 방법들을 무시하고 있다.

사람 잡는 악수

"나는 이따금 악수를 거절할 때가 있다. 그것은 특별한 신념이 있어서가 아니라 위생상의 이유 때문이다."

—피에르 드라클린
(Pierre Drachline, 1948- 프랑스의 문인, 언론인, 문학비평가 —역주)

미국 작가 스티븐 킹의 단편 중에 「악수하지 않는 남자」라는 공포소설이 있다. 소설 속에는 인도 봄베이에서 저주를 받은 브로워라는 남자가 등장한다. 런던으로 돌아온 그는 우연히 포커판에 끼어 큰돈을 땄다. 게임에서 진 상대편이 축하의 의미로 손을 잡고 흔들자, 브로워는 귀청이 찢어질 듯한 비명을 지르며 도망을 쳤고 그의 손을 잡았던 상대방은 심장마비로 급사했다.

소설 속의 상황이 실제로도 가능할까?

파리 샤를 드골 국제공항에 내린 콜레라균 보균자가 여러분에게 병을 옮길 수 있는 가능성은 얼마든지 있다. 세균이 피부를 침투하기 때문이 아니라 우리가 손을 입에 자주 대기 때문이다. 하품을 한다든지, 기침을 하면서 손으로 입을 가린다든지, 이 사이에 낀 음식물을 손가락으로 빼낸다든지, 손이 입에 닿는 기회는 무수히 많다.

손은 다양한 세균을 옮기는 매개체이다. 잘 이해가 가지 않는다면 갑자기 기침을 하기 시작한 사람을 상상해보자. 일반적으로 사람은 기침이 나면 옆의 사람들에게 침이 튀는 것을 막기 위해 반사작용이라고 해도 좋을 만큼 재빨리 손으로 입을 막는다. 사실 조심성 있다고 칭찬받아야 마땅할 행동이다. 그러나 그 사람의 손바닥에는 기침과 함께 뿜어진 침에 묻어 나온 수백만 마리의 세균이 남게 된다. 그로부터 1분 후, 그 사람이 당신과 악수를 하면, 그의 손에 묻어 있던 세균이 당신의 손에 옮겨진다. 세균을 옮겨 받은 손을 입에 대면 당신은 영락없이 병에 걸리고 마는 것이다.

실제로 손은 일종의 숙주 역할을 할 수 있는 것으로 특히 두 가지 유형의 세균들이 번식하기에 적당한 환경을 갖추고 있다. 그 중 한 가지는 감기나 비염 등의 호흡기 질환을 일으키는 세균들이다. 여러 연구조사 결과에 의하면 감기환자들 중 70%에 달하는 사람들의 손에서 전염성 감기 바이러스가 검출되었다고 한다. 또 다른 유형의 세균은 콜레라를 일으키는 콤마균이나 포도상구균, 살모넬라균, 혹은 이질균의 일종인 시겔라균 등 소화기 질환을 일으키는 훨씬 더 위험한 세균들이다. 믿기지 않겠지만 이런 세균들은 대변이 손에 묻어 옮겨지게 된다. 이런 균들에 감염되면 보통 심한 설사를 하게 되고 헬리코박터피로리(Helicobacter pylori)균에 감염된 경우에는 위궤양 증세까지도 나타나게 된다. 일단 입안으로 삼켜진 세균들은 그 수가 아무리 적더라도 세균의 증식에는 최적이라고 할 수 있는 따뜻하고 축축한 소화기 내의 환경에서 우리에게 심각한 장애를 일으키기에 충분한 숫자로 불어난다.

한 번 손에 묻은 병균들은 그 종류에 따라 살아남는 기간이 다르다. 호흡기에서 유래한 것들은 그리 오래 견디지 못하는 편이라 짧은 시간 안에 남에게 옮겨지지 않으면 전염성을 잃는다. 반면 소화기에서 나온 균들은 환자가 손을 제대로 씻지 않는 한 몇 시간이고 살아남을 수 있다. 만일 콜레라의 원인이 되는 콤마균을 보유한 사람이 손씻기를 깜박 잊고 화장실에서 나온다면, 그가 다른 사람과 악수를 하는 단순한 동작만으로도 심각한 병이 전파되는 것이다. 특히 콜레라는 잠복기가 3주 정도 되기 때문에 환자 본인은 자신이 병에 걸린 줄도 모른 채 다른 사람에게 병을 옮겨줄 수 있다. 콜레라는 생명을 위협할 정도로 심한 설사와 고열, 탈수 등의 증세를 동반하므로 일단 증상이 나타나면 곧장 응급실로 실려 갈 수밖에 없다.

악수를 나눈 후―대변에 있던 균들이 입 안에

손을 씻지 않고 화장실에서 나온 사람과 악수를 나누었을 때, 두 시간 후 그 사람의 대변에 있던 균들이 상대방의 입 안에서 검출될 확률은 세 명 중 한 명꼴이다. 믿어지지가 않는다고?

두 사람이 악수를 할 때 손에서 손으로 옮겨가는 병원균이 얼마나 많은지 정확하게 알아보기 위해 나는 파비앙 스퀴나찌 박사(파리 시 위생연구소 소장)와 함께 2006년 12월과 2007년 1월, 두 차례에 걸친 조사를 진행했다. 두 조사의 목표는 같은 것이었다. 화장실에서 대변을 보고 손을 씻지 않은 사람과 악수를 한 상대방에게서 검출된 세균의 수를 헤아려보고자 하는 것이었다. 참고로, 악수를 하지 않았음에도 불구하고 오염된 문손잡이를 잡았기 때문에 균이 옮아간 사람들도 있었다.

15명을 대상으로 조사를 해 본 결과, 11명(73%, 혹은 네 명 중 세

명)의 손에서 세균이 발견되었다. 그 중 10명에게서는 대변에서 찾아볼 수 있는 대장균(Escherichia coli)이 검출되었고, 나머지 한 명은 타투멜라 프티세오스(Tatumella ptyseos)라는 장내 세균에 감염되어 있었다.

예상보다 상당히 높은 감염 비율에 놀란 우리는 다음해 1월, 18명을 대상으로 같은 조사를 실시했다. 이번에는 그 중 9명(50%, 혹은 두 명 중 한 명꼴)이 더욱 다양한 대변균에 감염되었다는 결과를 얻었다. 세라티아플리무티카(Serratia plymuthica)가 검출된 경우가 2건, 시트로박터프룬디(Citrobater freundii)가 역시 2건, 프로테우스페네리(Proteus penneri)가 1건, 에르위니아(Erwinia) 1건, 대장균(Escherichia)이 1건, 그리고 대장균과 세라티아플리무티카가 함께 발견된 경우가 2건이었다. 우리는 조사를 좀더 진행시켜 보고자 하는 의도에서 조사대상자들과 보균자가 접촉한 지 2시간 이후에 피조사자들의 입술에서 표본을 추출해보았다. 기다리는 동안, 피조사자들에게는 커피와 과자를 제공했다.

우리가 확인한 중요한 사실은 두 시간이라는 주어진 시간 동안 조사대상자들이 여러 번 입에 손을 대더라는 점이었다. 손으로 간식거리를 집어먹거나 기침이나 재채기가 나오면 입을 손으로 막는 등의 동작은 당연히 세균 감염의 원인이 된다. 결국 18명 중 3명의 입술에서 세균이 검출되었다. 그 중 2명은 세라티아플리무티카에 감염되었고, 나머지 한 사람에게서는 세라티아플리무티카와 대장균이 함께 발견되었다. 또 입술 아래의 피부에서 추출한 표본을 조사해본 결과 전체 중 5명이 세균에 감염되었다는 것을 확인할 수 있었다. 대장균이 3건, 세라티아플리무티카가 1건, 에르위니아가 1건. 결국 18명 중 7명에게서 입술 부근이 감염되었다는 결과가 나왔다. 비율로 따지면 39%, 즉 3명 중 1명 이상이 감염되었다는 말이다!

이제 결론에 대해서는 반론의 여지가 없었다. 위장염을 일으키는 카타르균 등 손에 대변균을 갖고 있는 사람이 악수를 통해 다른 사람에게 병원균을 옮길 확률은 50%에서 73%에 달했다. 손에 대변균을 전달받은 사람들이 입에 손을 대면서 곧 입술 부위가 감염되었다. 결국 대변균은 우리들이 상상한 것보다 훨씬 더 빠르고 쉽게 퍼져나갈 수 있었던 것이다. 또, 위장염과 같은 질병들이 손을 통해 전염되어 짧은 시간에 많은 사람들을 감염시킬 수 있다는 것도 알 수 있었다. 한편, 우리가 실시한 조사 외에도 다른 많은 연구 결과를 통해 같은 사실이 확인되었다.

이런 위험들이 검증되었다

요즘에야 손의 위생과 질병과에 관계에 의심을 품는 사람이 거의 없지만 옛날에는 사정이 달랐다. 헝가리에서 의사로 활동했던 이냐스 즈멜바이스(Ignace Semmelweiss) 박사의 이야기를 들어보면 과거의 위생관념이 어떤 수준이었는지를 알 수 있을 것이다. 1848년, 즈멜바이스 박사는 손을 씻지 않는 것이 당시 문제가 되었던 산욕열로 인한 신생아 사망률과 밀접한 관계가 있다는 의견을 처음으로 내놓았다. 그러나 의사들이 분만실에 들어가기 전, 손을 씻고 옷을 갈아입어야 한다는 점을 강조하는 그의 말에 귀를 기울이는 사람은 아무도 없었다. 오히려 이런 혁신적인 의견 때문에 그는 부다페스트 변방의 페스트라는 곳으로 추방되어 쓸쓸히 생을 마감했다.

박사가 사망한 이후, 그의 생각이 옳았다는 사실이 과학적으로 증명되었고 손이 전염성 균의 숙주(宿主)가 된다는 점에 대한 관심이 높아지기 시작했다. 최근 미국에서는 손의 위생에 관련된 실질적인 위험들을 규명하기 위한 연구가 진행되었다. 특히 콜로라도 대학에서는 기숙사에서 생활하는 400명의 학생들을 대상으로 손이 병원균의 전달에 얼마나 큰 역할을 하는지를 밝혀내기 위한 연구조사를 실시한 바 있다. 연구를 위해 학생들은 두 그룹으로 나뉘었다. 첫 번째 그룹이 생활하는 곳에는 손을 씻을 수 있는 물비누를 충분히 갖추어주었다. 식당이나 기숙사 방, 혹은 욕실 등 어느 곳을 가도 물비누가 쉽게 눈에 띄도록 해 놓았던 것이다. 다른 건물에서 생활하는 두 번째 그룹에게는 손을 씻을 수 있는 도구가 전혀 제공되지 않았고 손을 씻으라는 말도 일체 하지 않았다. 6개월간 지속된 실험은 놀라운 결과를 이끌어냈다. 첫 번째 그룹은 두 번째 그룹에 비해 병에 걸린 비율이 20% 정도 낮았고 결석률도 43%나 적었다. 특히 호흡기 질환에 걸린 학생들의 수가 현저히 적었다.

한편 메릴랜드의 여러 중학교에서 실시된 실험에서도 손의 위생과 질병에 관련된 흥미로운 결과를 볼 수 있었다. 조사대상이 된 100명의 학생들 중 45%가 화장실에서 아무도 보는 사람이 없을 때에는 손씻기를 '잊고' 나왔으나 친구가 옆에 있을 때에는 그 수치가 9%로 낮아졌다. 이 실험으로 미루어 볼 때 다른 공공장소에서도 사정은 모두 마찬가지라는 추측을 해 볼 수 있다. 화장실에서 볼일을 보고 나왔을 때 다른 사람들이 있으면 그나마 손씻기를 잊지 않게 된다. 그냥 나가려면 뭔가 잘못한 기분이 들기 때문이다. 다른 사람들의 시선이 우리를 질병으로부터 보호해주는 역할을 한다고 해도 좋겠다. 그러나 앞서 언급한 콜로라도 대학의 실험조사 결과는 이런 간단한 행동이 몇 가지 질병 예방에 실질적인 도움이 된다는 사실을 알려주고 있다.

다시 생각해보아야 하는 습관?

손의 위생과 관련된 위험들을 잘 알고 있는 나로서는 정치하는 사람들이 참 딱해 보인다. 정치인들은 유세를 비롯한 각종 정치행사에서 수백만 명의 지지자들이 내민 손을 일일이 잡아주어야 하고 박람회나 장터에서는 사람들이 권하는 음식들을 손가락으로 집어 맛을 보아야 한다. 최근에 방영된 어떤 TV연재물에 어떤 테러리스트가 손바닥에 미리 바른 독극물로 미국 대통령을 암살하는 상황이 연출되었다. 회의석상에서 그 테러리스트와 악수를 나눈 미국 대통령은 곧바로 독극물에 중독되었고 몇 시간 후에는 정신을 잃고 바닥에 쓰러지고 말았다.

프랑스 사람들은 툭하면 악수를 나누는 습관이 있다. 프랑스에서는 너무나도 자연스럽게 보이는 행동이지만 온 세상 사람들이 같은 식으로 인사를 하지는 않는다. 미국 사람들은 팔을 크게 흔들며 '헬로우!' 혹은 '하이!' 라고 말하고 동양인들과 인디언들은 두 손을 모으며 고개를 가볍게 숙인다. 요컨대 프랑스인들처럼 악수를 열심히 하는 민족이 없다는 것이다. 프랑스인들이 즐겨 하는 악수의 역사는 저 옛날 초기 기독교인들의 시대로 거슬러 올라간다. 당시에는 신으로부터 나누어받은 몫을 공유한다는 의미로 서로의 손을 잡으며 인사를 했다고 한다.

어찌되었건, 요즘 사회에서는 악수를 하자며 내민 손을 거절하기란 쉬운 일이 아니다. 자칫하다가는 상대방에게 두고두고 잊지 못할 모욕감을 안겨줄 수도 있는 심각한 문제로까지 발전할 수 있다. 그렇다고 해서 악수를 하자마자 손을 씻으러 화장실로 달려갈 수도 없는 일이다. 번거롭기도 하고 무례해보일 것 같기도 하고…… 자, 그렇다면 어떻게 하는 것이 좋을까? 실생활에 적용할 수 있는 방법들을 소개해 보겠다.

우선, 우리 아이들에게 악수를 하지 않고 인사하는 법을 가르치도록 하자. 쉴새없이 손을 입에 갖다 대는 어린아이들을 다른 사람이 보유한 균에 노출시킬 필요는 없다. 목례까지는 아니더라도 가볍게 고갯짓을 하는 것으로 악수를 대신하라고 가르칠 수는 있지 않을까? 이로써 아이들은 악수는 어른들이 하는 인사라는 것을 이해하게 될 것이고 악수를 청하지 않아도 불쾌하게 생각하지 않을 것이다.

두 번째, 하품을 하거나 기침을 하느라 손으로 입을 가릴 때에는 약간의 거리를 두는 습관을 기르자. 이렇게 하면 병원균이 입에 옮겨질 위험이 크게 줄어든다. 이 사이에 낀 음식물을 빼내기 전후에는 비누로 손을 꼼꼼히 씻어야 한다는 사실도 잊지 말자.

또 식사나 간식을 하기 전에 손을 씻을 수 없는 상황이라면 손으로 직접 음식물을 집지 말고 포장지를 반쯤만 벗겨내거나 종이냅킨 등을 사용하도록 하자. 사실 비행기에서 나누어주는 작은 물티슈를 가지고 다니는 것이 가장 이상적인 방법이다. 요즘 이런 제품은 시중에서 쉽게 구할 수 있다.

마지막으로 주변 사람들의 기분을 상하지 않고 악수를 거절하는 방법을 연구해 보도록 하자. 우선, 손을 내미는 것보다 의미 있는 눈길이 더 많은 이야기를 할 수도 있다는 것을 염두에 두자. 아는 사람을 만났을 때 먼저 손을 내밀던 습관을 자제하는 것도 한 가지 방법이다. 따뜻하게 웃어주거나 어깨를 가볍게 두드려주거나, 아니면 손을 가볍게 흔드는 것으로 충분히 악수를 대신할 수 있다. 악수를 자제할수록 상대방도 그 행동이 주는 의미를 다시 생각해 볼 기회를 갖게 될 것이다. 볼에 가볍게 뽀뽀를 하는 방법도 있다. 단, 감기에 걸렸거나 피부질환, 혹은 소화기 계통의 질환을 앓고 있을 경우에는 상대방이 다가오지 못하도록 말려야 한다. 인사를 거부하는 것보다 병을 옮겨 주는 것이 더 예의에 벗어난 일이다.

무엇보다 이런 기본적인 위생법칙을 존중하는 것으로 여러 가지 질병에 대한 효과적인 예방이 가능하다는 점을 잊지 말도록 하자.

올바른 손씻기를 위한 충고

이제 손씻기가 가장 기본적이고도 꼭 필요한 행동이라는 점을 잘 이해했으리라 생각한다. 그러나 더욱 효과적으로 나쁜 병원균을 없애기 위해서는 알아두어야 할 점이 더 남아 있다. 손을 씻을 때에는 손가락 사이와 손톱 주변까지 빼놓지 말고 꼼꼼하게 닦은 후 충분히 헹구어주어야 한다. 하지만 아무리 손을 열심히 씻었다 해도 물기를 잘 말리지 않으면 여태까지의 수고는 말짱 헛것이 되고 만다. 피부 표면이나 손가락 사이에 남아 있는 물기는 미생물의 번식에 최적의 조건이 되어준다.

젖은 손은 물기를 완벽하게 제거한 손보다 500배나 많은 세균을 옮긴다는 연구 결과가 발표된 바 있다. (2001년 12월, 《씻기와 유지하기 (Cleaning & Maintenance)》지에 실린 연구논문에 의한 수치이다.) 손을 쉽고 편하게, 다시 말해 효과적이고도 빨리 말릴 수 있는 장치도 매우 중요하다. 이런 문제에 관한 가장 적절한 해결책을 찾기 위해 여러 연구가 진행되어 왔다.

가장 위생적으로 손을 말릴 수 있는 방법은?

손의 물기를 제거하는 시스템 역시 위생적으로 결함이 없어야 한다. 잘못했다간 애써 씻은 손에 더 많은 세균이 들러붙어 오히려 손을 씻기 전보다 더 나쁜 상태가 되고 말기 때문이다. 특히 다음과 같은 방법들은 반드시 피해야만 한다.

◇행주나 수건 같은 천으로 물기를 닦아내는 것 : 축축한 상태로 있던 이런 천들에 손을 문지르면 우리 손은 또다시 병원균에 감염된다.

◇온풍이 나오는 건조기로 손을 말리는 것 : 이 시스템은 세균 번식에 이상적인 조건을 갖추고 있다. 방금 씻은 손의 습기와 기계에서 나오는 바람의 따뜻한 온도를 생각해보라.

듀셀(Ducel) 박사는 1998년 10월에 발표한 논문 「환영하는 기술」에서 손을 씻고 건조기로 말린 사람들의 피부에서 발견된 세균의 수가 손을 씻기 전보다 더 많았다고 보고했다. 이런 기계들은 구조적으로 공기 중이나 다른 사람들의 손에 있던 세균들을 안으로 빨아들이게끔 되어 있다. 정성껏 손을 씻은 후 깨끗이 말려보겠다고 이 기계 밑에 손을 대면 적당한 습기와 온기를 갖춘 기계 안에서 번식한 세균이 다시 우리의 손으로 뿜어져 나오게 되는 것이다.

이런 현상의 근거를 제시하기 위해 손을 씻고 다른 방법으로 건조시킨 두 그룹을 대상으로 손의 피부 위―정확히는 24㎠―에 있는 세균의 숫자를 세어보았다. 손을 씻기 전의 평균 세균 수가 137마리였던 첫 번째 그룹에서는 손을 씻은 후 그 수가 117마리로 줄었고 화장실에 설치된 롤 타월로 손을 닦고 나서는 47마리가 남았다. 두 번째 그룹에서는 손을 씻기 전에는 평균 127마리, 손을 씻은 후에는 110마리의 세균이 검출되었고 더운 바람이 나오는 건조기로 손을 말린 후에는 세균의 수가 206마리로 불어났다!

결론적으로 공중 화장실에서 손을 씻은 후 물기를 제거하기 위해서는 화장실에 설치된 롤 타월을 사용하는 것이 좋다. 이런 장치는 이미 사용된 부분이 자동으로 디스펜서 안쪽으로 다시 말려들어가도록 되어 있어서 각 사용자마다 깨끗한 면을 사용할 수 있다. 이미 언급한 듀셀 박사의 연구에서도 알 수 있듯이, 손의 물기를 완전히 없애는 것으로 손을 씻고 난 후에도 피부에 남아 있는 세균들의 숫자를 반으로 줄일 수 있다. 온풍 건조기 사용에 관한 조사결과도 결코 가볍게 넘어갈 만한 성질의 것은 아니다.

종이 타월로 손의 물기를 제거하는 것도 위생적이라는 사실이 밝혀졌다. 그러나 사용하고 난 종이 타월을 처리하는 것이 문제가 된다. 게다가 가격도 만만치 않아 자칫하다가는 롤 타월 설치 비용을 훨씬 웃도는 금액을 부담해야 할 수도 있다.

다시 한 번 손씻기와 말리기의 중요성을 강조하고 싶다. 이러한 간단한 행동들이 우리의 일상생활에 얼마나 큰 도움이 되는지를 잊지 말자. 손씻기와 말리기는 세균성 전염병의 예방에 정말로 큰 역할을 하는 기본적인 사항들이다.

장(腸)내 위생

"아이들이 고집을 부리지 않고 내주는 것은 딱 두
가지뿐이다. 그것은 바로 갖가지 병들과 엄마의 나
이이다."

— 벤자민 스폭
(Benjamin Spock, 1903-1998. 『유아와 육아』라는 저서로 잘 알
려진 미국의 소아과 의사. —역주)

우리는 전보다 살균이 더 잘 된 세상에서 살고 있다. 생활환경이 이
렇게 깨끗하고 완벽한데도 여전히 기생충이 발견된다는 사실은 도무
지 이해가 가지 않는 일일 것이다. 하지만 정말로 그렇다. 1960년 이
후로 줄어들었던 기생충들이 최근 몇 년 간 다시 기승을 부리고 있다.
이런 현상을 어떻게 설명해야 할까?

해외여행이 잦아지면서 기생충들 역시 비행기를 타고 세계 방방곡
곡을 누비게 되었다는 의견도 있다. 그러나 그것으로 모든 것이 설명
되지는 않는다. 그보다 일상생활에서의 위생이 제자리를 잡지 못하
고 있다는 점을 반성해보아야 한다. 효과가 입증된 간단한 법칙들을
잊고 있다는 점이 문제가 되는 것이다.

단체생활을 하다보면 자연히 남들과의 접촉이 많아지고 기생충이
옮겨지기 쉽다. 특히 아이들의 경우에는 그 빈도가 더 크다. 한 학급

의 인원이 늘고 놀이방에 가는 유아들이 많아지면서 새로운 위생법
칙이 필요하게 되었다. 언젠가 문교부에서 발간한 학교 정기간행물
에도 이런 점을 강조하는 내용이 들어 있었다! 앞으로 소개할 여러 가
지 기생충들과 싸워 이기려면 보다 현실적인 방법이 강구되어야 할
것이다.

요충

몰라서들 그렇지 프랑스인들 중에는 몸 속에 요충이 있는 사람들이
꽤 많다. 옛날부터 이 기생충에 감염되었다는 사실 자체가 창피한 것
으로 여겨져 왔기 때문에 말을 안 하고 있을 뿐이다. 아마 요충 감염
에 동반되는 징후들 때문에 그런 것 같다. 몸에 요충이 있으면 항문
주위가 몹시 가렵고 특히 밤이면 손으로 긁지 않고는 견디지 못할 정
도로 증세가 심해진다.

가려움증의 원인은 바로 엔테로비우스 베르미큘라리스(Enterobius
vermicularis)라는 학명의 기생충이다. 흔히 요충이라고 부르는 이 벌레
는 평균 길이가 1cm 정도이고 회장(回腸)과 맹장에 기식한다. 밤이 되
면 암컷은 숙주의 항문 근처로 기어 나와 알을 낳는다. 이 알들은 생
명력이 강하고 쉽게 전염된다는 특징을 갖고 있다. 실제로 항문에서
떨어져 나온 알들이 속옷이나 침대 시트에 묻어 있는 경우가 많고 심
지어는 방바닥에서 발견되는 수도 있다.

자신도 모르는 사이에 이런 알들을 입에 넣은 사람은 바로 감염을
일으키게 된다. 일단 장(腸)으로 들어간 알들은 곧 애벌레로 부화하고
3주가 지나면 성충이 된다. 첫 번째 감염 대상은 어린아이들이고 그

들과 함께 생활하는 사람들 역시 감염될 가능성이 매우 높다.

요충 감염 여부의 진단이 쉽지 않은 이유에는 기생충 검사에 대한 부정적인 시각이 크게 작용한다고 할 수 있다. 게다가 대변검사에서 성충이 검출되는 경우는 극히 드물다. 가장 효과적인 검사 방법은 아침에 일어나 항문 부근에 투명 비닐 테이프를 붙였다가 떼어낸 후 몇 시간 내에 검사실로 가져가는 것이다. 요충이 발견되었다면 간단한 치료로 문제를 해결할 수 있다. 치료는 혹시 모를 재발에 대비하여 보통 15일의 간격을 두고 두 번 시행된다.

그러나 다른 병들과 마찬가지로, 요충 감염 역시 미리미리 예방을 하는 것이 최고다. 그 중에서도 가장 효과적인 방법은 자주 손을 씻는 것이다. 화장실에서 나올 때, 아침에 일어나서, 그리고 식사하기 전에는 반드시 손을 씻어주어야 한다. 손톱을 짧게 깎고 정기적으로 솔질을 해주는 것도 중요하다. 놀라운 일이지만 가족 전체가 '요충에서 헤어나오지 못하는' 사례가 보고된 적도 있다. 간단한 위생법칙을 지키기만 해도 이 반갑지 않은 손님을 몰아낼 수 있을 텐데.

지아르디아*

(*동물의 배설물로 인해 오염된 물을 통해 사람에게 전염되는 기생충. 음식이나 성적 접촉을 통해 전염되기도 한다. —역주)

지아르디아는 원래 열대지방에서만 서식하는 것으로 알려져 있었으나 최근에는 프랑스를 포함한 유럽에서도 자주 찾아볼 수 있게 되었다. 특히 놀이방에 다니는 어린이들이나 단체생활을 하는 사람들의 감염 사례가 많이 보고되고 있다. 지아르디아는 요충과는 달리 소장에서 기식하는 기생충이다. 감염되면 설사와 체중 감소 등의 증상이 나타나고 아주 가끔 지방질이 섞인 대변을 보는 경우도 있다. 그러나 감염 이후에도 이런 증세를 보이지 않는 환자들이 꽤 있다. 이 기생충은 대변검사로 발견할 수 있고 니트로이미다졸(nitro-imidazole) 성분이 들어간 약으로 치료할 수 있다. 혹시 모를 재발의 위험을 막기 위해, 반드시 감염된 환자의 주변인들도 함께 치료를 받아야 한다.

지아르디아가 포낭(包囊) 형태로 들어 있는 물이나 날것을 섭취하는 경로로 사람에게 감염되는 이 기생충은 환자의 더러운 손을 통해 주변인들에게 퍼지게 된다. 이 기생충은 서인도제도나 리비아, 튀니지, 알제리, 모로코 등 북아프리카의 마그레브 일대에서 많이 발견된다. 실제로 이들 지역을 여행하고 온 사람들이 지아르디아에 감염된 사례가 적지 않았다. 특히 기생충에 감염된 아이들이 돌아와 주변인들에게 옮기게 되는 경우가 자주 있었다. 또 전세계에서 들여오는 먹을거리들도 기생충의 매개체가 될 수 있다. 그러므로 이런 음식물들을 먹을 때에는 우선 세심한 주의를 기울여 씻고 껍질을 벗겨야 하며 될 수 있는 대로 익혀 먹어야 한다. 보관할 때에는 다른 익힌 음식물들에 닿지 않도록 잘 포장한 뒤 냉장고에 넣어두는 것이 좋다.

타지로 여행을 떠날 때는 기본적인 위생법칙을 염두에 두는 것이 무엇보다 중요하다. 고급 호텔에 묵으니 불쾌한 일을 당하지 않을 것이라고 안심해서는 안 된다. 호텔의 주방이나, 위생상태가 나쁜 곳이나 모두 같은 상수원에서 오는 수돗물을 쓰고 있다는 점을 생각해 보면 그 이유를 금방 이해할 수 있을 것이다. 위험을 미연에 방지하기 위해서는 70℃ 이상에서 조리한 음식을 골라 먹도록 한다. 강한 열에 익힌 음식이라면 염려할 것이 없고 특히 따뜻할 때 먹는다면 더더욱 안심해도 좋다. 과일 껍질은 꼼꼼하게 벗겨내고 생것으로 먹을 토마토도 껍질을 벗긴다. 음료는 되도록 캔에 든 것을 마시도록 한다.

아메바

엔타모에바 히스톨리티카(Entamoeba histolytica, 이질아메바원충)라는 학명의 아메바는 주로 간에 치명적인 손상을 입히는 기생충이지만 먼저 장(腸)에서 발견되는 경우가 많다. 이 기생충에 감염되면 대장벽 조직에 농양이 생기고 혈변을 배설하며 염증이 일어나 다른 조직에 심각한 손상이 가게 된다. 주로 결장(結腸)에 먼저 자리를 잡았다가 간으로 옮아가 부피가 큰 농양을 형성하는 경우가 있다.

엔타모에바 히스톨리티카는 포낭의 형태로 감염된다. 0°C에서 25°C까지 온도 범위의 물에서 15일 동안 살아남을 수 있을 정도로 생명력이 강한 이 포낭은 여러 가지 음식물의 표면에서 발견되는 수가 많다. 사람이 그 음식물을 먹으면 포낭은 인체조직 안에서 변형 아메바로 모습을 바꾼다. 이러한 경로로 옮겨지는 아메바는 지구상에 아주 많이 퍼져 있는 기생충이다. 전세계 인구 중 10%가 이 기생충에 감염되어 있는데 이 정도 수치면 한 가지 기생충 감염환자 비율로는 상당히 높은 편이라고 할 수 있다. 환자들은 온대지방보다는 열대지방에 주로 집중되어 있으나 여행객들을 통해 다른 지역으로도 확산되어가고 있는 실정이다.

중요한 점은 겉으로 보기에는 멀쩡한 사람들이 자신도 모르는 사이에 남을 감염시킬 수 있다는 사실이다. 감염 여부는 대변검사로 알 수 있고 효과적인 의학 치료방법도 개발되어 있다. 그러나 무엇보다 우선 자신이 감염되었다는 사실을 알아야 한다.

그렇기 때문에 해외여행을 마치고 돌아오면 아메바에 감염되었을지도 모른다는 사실을 염두에 두어야 한다. 감염이 되고 난 후에도 환자는 별다른 증세를 느끼지 못하기 때문에 무심히 넘어가는 경우가 많다. 그러나 원인을 알 수 없는 피로감이 계속된다거나 체중이 줄어드는 등의 증상이 나타나면 아메바 감염을 의심해 보고 대변검사를 받아보도록 한다. 이런 기생충은 초반에 잡아야 심각한 피해를 막을 수 있다.

질병을 옮기는 해충들 :
진드기, 이, 벼룩

"개주인과 개 사이에 끼어들 수 있는 존재라고는 벼룩밖에 없다."

—쥘 르나르

프랑스에는 빈대나 이, 벼룩이나 진드기 같은 해충이 우글거린다. 퍼지는 속도도 빠르고 좀처럼 박멸되지 않는 이 해충들은 발진이나 가려움증 등 가볍지만 꽤나 귀찮은 피해를 주는 존재들이다.

그러나 숲속 같은 데에서 사는 진드기에게 물린 것으로 단순한 가려움증보다 훨씬 심각한 병을 얻게 된다는 것을 알고 있는 사람들은 그리 많지 않을 것이다. 해충에 물려 생명이 위험해진 외국의 사례가 보고된 적도 있다. 환경에 따라 이런 벌레들이 인간에게 치명적인 병을 옮기는 경우가 있다는 점을 명심하도록 하자.

라임병

이 병은 미국 코네티컷의 올드라임이라는 작은 마을에서 처음 발견되었고 그 마을에서 병의 이름이 유래하게 되었다. 이후 이 마을은 의학의 역사에 이름을 올리게 되었으나 관광 수익면에 있어서는 오히려 손해를 보았다고 한다.

이 병 자체는 그리 특별하다고 할 것이 없다. 문제는 보렐리아 속(屬)의 스피로헤타라는 균이다. 일곱 개의 편모가 달린 몸으로 회전운동을 하는 이 균들은 크게 세 종류로 나누어 볼 수 있다. 각 종마다 각기 다른 증세를 유발하기 때문에 어느 나라에서 어떤 종에 감염되느냐에 따라 환자의 증상에도 차이가 있다.

프랑스에서 라임병은 임업 종사자들의 직업병 목록에 등재되기도 했을 만큼 잘 알려진 병이다. 숲속에서 캠핑을 하거나 자전거 하이킹을 하는 사람들도 이 병에 걸릴 위험이 있다. 숲속에 사는 진드기가 사람의 피를 빨면서 보렐리아균을 옮기기 때문이다. 프랑스의 경우 진드기가 기승을 부리는 시기는 이른 봄부터 늦가을까지이다.

진드기에 물린 환자는 세 단계의 발병증세를 보인다. 제1기는 물린 자리가 빨갛게 부어오르는 것으로 시작하여 '립슈츠 만성 홍반'으로 발전한다. 물리자마자 홍반이 생기는 것이 보통이지만 가끔 한 달 후에나 증세가 나타나는 경우도 있다. 다리와 허벅지를 물렸다는 환자가 전체 중 절반 정도를 차지하고, 얼굴이나 머리를 물리는 경우도 가끔 있다.

진드기에 물린 자국의 특성은 피부 위에 거의 20cm에 달하는 붉은 반점이나 발진이 생긴다는 것이다. 부위가 가렵지는 않으나 환자에 따라 가벼운 열이 오르거나 두통을 호소하기도 한다. 물린 자리에 물집이 생기는 경우도 있다.

4~5주가 지나면 이런 홍반과 발진, 물집들은 대부분 흔적도 없이 사라진다.

그렇다고 해서 병 자체가 치료된 것은 아니다. 일반적으로 제2기는 진드기에게 물린 후 한 달쯤 지난 후에 갑자기 시작된다. 2기로 넘어가게 되면 관절에 심한 통증이 반복적으로 느껴진다. 특히 무릎관절이 아프다는 환자가 많고 한 부위가 아니라 여러 부위가 아파온다는 환자들도 있다. 아픈 증세는 날이 갈수록 심해지고 심근염(心筋炎, myocarditis) 등의 심장 질환이 나타나기도 한다. 극심한 고통이 따르는 심근염의 증세를 보이는 환자는 심장운동이 멈출 위험이 있기 때문에 서둘러 병원에 입원시켜야 한다. 그 외에도 심장 외피에 염증이 생기는 심막염(心膜炎, pericarditis)의 증세가 나타나는 경우도 있다. 심막염 환자는 조금만 움직여도 비정상적으로 숨이 가빠하는 등의 이상 증세를 보인다.

프랑스에서는 라임병의 징후로 뇌신경과 관련된 증상들이 많이 나타난다. 일반적으로는 뇌신경에 감염이 일어난 후 얼굴 신경에까지 번지는 사례가 자주 목격되고 있고 경우에 따라서는 뇌막염 증세가 나타나기도 한다.

제3기는 진드기에 물렸다는 사실을 잊어버릴 정도로 오랜 기간이 지난 후에 시작된다. 이때에는 피부가 천천히 위축되다가 핏줄이 보일만큼 얇아지는 픽-헉스하이머(Pick-Herxheimer)병처럼 심각한 질병이 발생하고 몇 년 후에는 관절이 손상되기도 한다. 드물지만 정신착란 증세를 보인 사례들도 보고된 적이 있다.

조금이라도 의심이 가는 증세가 나타난다면 의사와 상담해보도록 한다. 그래야만 심각한 사태를 미연에 방지할 수 있다. 원인을 알 수 없는 관절이나 신경, 혹은 심장 계통의 문제들은 라임병으로 발전할 수 있다. 웨스턴-블롯(Wertern-Blot, 항체-항원 반응을 이용해 여러 단백질의 혼합물로부터 특정 단백질을 찾아내는 방법—역주)법을 이용한 엘리자 검사 같은 혈액검사방법을 이용하면 정확한 진단이 가능하다. 치료에는 이미 효과가 입증된 항생제를 사용하는 것이 일반적이다.

아쉽게도 현재로서는 이런 감염에 대한 예방법이 존재하지 않는다. 백신도 개발되지 않은 데다가 진드기라는 녀석은 아무리 강한 살충제를 뿌려도 좀처럼 박멸되지 않는다. 아무튼 이런 해충에 물리지 않도록 조심을 하는 것이 최우선이다. 피부에 달라붙은 진드기를 발견했을 때에는 주둥이를 부러뜨리지 않도록 조심하면서 떼어내도록 한다. 진드기마다 모두 유해한 것은 아니므로 이 벌레에 물렸다고 항생물질을 남용할 필요는 없다. 단, 태아의 감염이 염려되는 임산부들은 전문가의 상담을 받아 처방을 받도록 한다.

어찌 되었건 현실적으로 라임병은 세계 전역에서 맹위를 떨치고 있고 잠복기간도 긴 편이다. 대수롭지 않은 벌레에 물린 후 몇 년이 지난 다음, 갑작스럽게 관절통이 생긴다면 이 병의 감염 여부를 의심해 보아야 한다.

샤가스병

샤가스병은 익숙하지 않은 병명일 수도 있으나 전세계 1천8백만 인구가 앓고 있는 질환이다. 매년 새로 이 병에 걸리는 환자의 수는 30만 명, 병으로 인한 사망자의 수는 21만 명에 달한다. 가장 많은 희생자를 내는 곳은 남아프리카 대륙이지만 프랑스라고 해서 예외가 될 수는 없다. 이유는 간단하다. 샤갸스 병은 프랑스에서 흔히 볼 수 있는 빈대를 통해 옮겨지기 때문이다.

샤가스병을 일으키는 원인은 트리파노소마 크루치(Trypanosoma cruzi)라는 학명의 기생충이다. 흔히 트리파노소마라고도 하는 이 기생충은 평균 수명이 2년 가량 되며 사람의 피를 빨아먹고 사는 빈대에 의해 옮겨진다. 야행성인 빈대는 사람들이 잠들어 있을 때에 문다. 잠자는 중에 물린 사람은 아무런 통증을 느끼지 못하지만 트리파노소마는 빈대에 물림과 동시에 혈액 안으로 침투하여 심장과 근육, 그리고 신경 조직을 공격한다. 잠복기는 약 2주이며 환자에 따라 물린 부위에 염증이 발생하기도 한다.

잠복기가 지나면 보다 심각한 증세가 나타난다. 림프절이 부어오르고 고열이 나며 간과 비장이 비정상적으로 비대해진다. 심기능부전이나 뇌막염 증세가 나타나는 경우도 있다.

감염 여부는 현미경 검경판에 혈액을 여러 번 떨어뜨리는 방식의 검사로 진단한다. 라임병과 마찬가지로 효과적인 치료방법이 개발되어 있으나 부작용이 심한 편이다.

그러므로 이 병 역시 예방이 상책이다. 우선 집안을 청결하게 유지하는 것이 중요하다. 벌어진 벽의 틈새를 메우고 빈대에게 최적의 환경을 제공하는 초가지붕을 없앤다. 여행 중에 꺼림칙한 장소에서 숙박을 해야 한다면 해충에 물리지 않도록 주의를 기울이고 돌아온 다음에 조금이라도 의심이 가는 증세가 나타나면 곧바로 의사를 찾아가도록 한다.

여러 가지 병들의 다정한 친구―이

세상의 모든 부모들은 이가 피부에 상처를 준다는 사실을, 특히 두피를 상하게 한다는 것을 잘 알고 있다. 그러나 이라는 해충이 발진티푸스나 회귀열(回歸熱) 같은 질병을 옮긴다는 사실을 알고 있는 이들은 몇이나 될까? 전세계적으로 머릿니를 비롯한 이 종류가 다시 기승을 부리고 있는 지금과 같은 상황에서는 이들의 위험성에 관해 확실히 알아두어야 할 필요가 있다.

그렇다. 이에는 여러 가지 종류가 있다.

◇몸니, 학명은 페디쿨루스 우마누스 코르포리스(Pediculus humanus corporis). 주로 옷 주름 사이에서 발견된다.

◇머릿니, 페디쿨루스 우마누스 카피티스(Pediculus humanus capitis). 모근에 그 이름도 유명한 서캐라는 알을 낳는다.

◇흔히 사면발이라고 하는 치골이, 피티리우스 푸비스(Phitirius pubis). 사람의 음모에 서식한다.

이는 그 종류에 상관없이 직접적으로 혹은 간접적으로 사람을 감염시킨다. 이가 옮은 아이가 쉬는 시간에 친구와 함께 놀면서 친구를 감염시킬 수 있다. 성인들의 경우에는 단체 스포츠를 통해 감염되는 수가 있고 사면발이는 성적 접촉을 통해 옮는 경우가 많다. 모자나 빗을 빌려 쓰거나 침구를 함께 쓰다가 옮는 수도 있다. 그러나 무엇보다 이는 학교에서 옮아오는 경우가 많다. 프랑스의 일부 학교들을 대상으로 조사를 해 보니 전체 재학생의 10%가 이를 가지고 있었다.

대부분의 경우, 이가 옮았다고 해서 크게 걱정할 필요는 없다. 이가 있어봤자 피부에 생기는 가벼운 상처와 반복되는 가려움증 정도가 나타날 뿐이고 이런 증세들은 성가시기는 해도 그리 크게 위험하지는 않다. 진단은 육안으로도 가능하다. 머리를 헤집고 두피를 들여다보면 납작하고 하얀 서캐가 슬어 있는 것이 쉽게 눈에 띈다. 이리저리 움직이는 까만색 점 같은 몸니도 육안으로 구별이 가능하다. 반면 몸이 흰 사면발이는 돋보기를 사용해야 볼 수 있다.

일단 이가 있다는 것이 확인되면 미루지 말고 조치를 취해야 한다. 시중에 많은 약품이 나와 있으나 그 중 몇 가지는 독성이 매우 강한 편이니 조심하도록 한다. 특히 어린이들에게 사용하는 제품은 더욱 신중하게 선택해야 하고 임산부들은 분말 형태의 약을 쓰지 않는 것이 좋다. 무엇보다 약사와 충분히 상담을 한 후 환자 개인에게 가장 알맞은 제품을 선택하는 것이 바람직하다.

어떤 약품을 사용하든 간에 간접적인 감염의 위험을 막을 수 있는 조치가 취해지지 않으면 충분한 효과를 볼 수 없다. 식구들 중에 이가 옮은 사람이 생기면 봉제장난감이나 머리빗 등을 잘 세척하여 재감염을 막도록 한다. 침구와 옷가지들은 60°C 이상의 물에 세탁하는 것이 좋다.

너무 유난을 떠는 게 아니냐는 사람들도 있을지 모르겠다. 그러나 이는 결코 가볍게 보아 넘길 상대가 아니라는 점을 알아두어야 한다. 앞서 미리 언급했지만 몸니는 발진티푸스와 회귀열을 옮길 수 있는 해충이다. 특히 이 '재귀열(再歸熱)'이라고도 하는 회귀열은 아주 오래 전부터 알려진 질병이다.

원인균은 이를 숙주삼아 기생하는 보렐리아 레쿠렌티스(Borrelia recurrentis)라는 학명의 세균이다. 감염은 사람이 이를 눌러죽일 때 숙주의 몸 밖으로 빠져나온 세균이 인체조직에 침투하는 경로로 일어난다. 일단 감염이 되면 비장이 부어오르면서 열이 심하게 오르고 소화 장애 등의 증세가 함께 나타난다. 요즘에는 치료효과가 뛰어난 항생제들이 개발되어 있지만 얼마 전까지만 해도 회귀열이라고 하면 무서운 전염병이라는 생각이 먼저 들었다. 그러다가 1940년, 회귀열 증세를 보인 환자가 일천만 명에 달했다는 보고를 마지막으로 이 질병의 위세도 점차 사그라졌다. 현재 회귀열은 에티오피아나 수단, 혹은 소말리아와 같은 나라에서 가끔 발병할 뿐이다.

발진티푸스 역시 지구상에서 사라져가고 있는 중이다. 세계보건기구(WHO)에 의하면 1980년 당시, 이 질병이 보고된 사례는 750건에 그쳤다고 한다. 발진티푸스는 피부발진을 동반한 고열증세를 나타내는 전염병으로 항생물질을 사용하면 효과적으로 치료할 수 있다. 최근에 이 전염병이 발생한 지역은 에티오피아와 남미의 산악지역뿐이었다.

그러나 안심하기엔 아직 이르다. 세력이 많이 약해진 것은 사실이지만, 우리가 방심하는 사이에 이러한 전염병들이 지구 한 구석 어느 외딴 곳에서 슬그머니 퍼져 나와 끈질긴 생명력을 자랑할 수 있는 것이다. 이런 곳에도 언젠가는 관광객들의 발길이 닿기 마련이다. 그러므로 몸과 머리는 물론 옷가지를 항상 청결하게 유지하고 집의 위생상태에도 주의를 기울여야 한다. 한 가정쯤 전염병에 걸렸다고 큰일이 나겠느냐는 안일한 생각은 금물이다. 그것은 화재를 진압한 후에도 어딘가에 꺼지지 않은 불씨가 남아 있는 것과 같다. 병이 빠른 속도로 퍼져나가 심각한 사태를 초래할 수도 있다. 분명 간단한 예방책이 있는데도 말이다.

벼룩

몸 전체 길이 3mm, 세 쌍의 다리를 가진 이 해충 역시 병을 옮기는 매개체 역할을 한다. 게다가 인류 역사상 가장 많은 피해자를 냈던 병을 옮기는 주범이 바로 벼룩이었다. 그 병은 다름 아닌 페스트. 당시 페스트균에 감염된 벼룩에 한 번 물린 사람은 곧바로 페스트 환자가 되고 말았다.

다행스럽게도 최근 아시아, 아프리카, 남미의 몇 개국에서 36,876건의 발병사례가 보고되었을 뿐이니 페스트는 지구상에서 거의 사라졌다고 보아도 좋겠다. 물론 무시할 만한 수치는 아니지만 14세기 당시, 유럽대륙의 희생자가 2천5백만 명에 달했던 것에 비하면 그렇다는 말이다.

요즘엔 벼룩에 물리면 흔히 좁쌀만한 크기의 피부발진이 일어나고 그 부위가 몹시 가려운 정도의 증세가 나타날 뿐이다.

그러나 아프리카나 서인도제도, 혹은 세이셸 같은 더운 지방에는 보다 심각한 증세를 유발하는 '모래벼룩' —학명으로는 툰구 페네트란스(Tungu penetrans)—이라는 종이 산다. 이런 종류의 벼룩은 피부 속 깊숙이 침투한 다음 피부 밑에 알을 낳고 나온다. 그렇게 되면 5일 후쯤, 피부 밑에 완두콩만한 크기의 망울이 생기고 급성결체조직염과 같은 병으로 발전할 수 있다. 모래에 사는 이런 벼룩들에게 물리지 않으려면 이들이 서식할 수 있는 지역에서 맨발로 걸어다니지 않으면 된다.

개발도상 국가에서는 선진국에서는 이미 찾아보기 힘든 여러 가지 병들이 아직도 만연한 경우가 있다. 이들 나라들이 이러한 병들을 근절할 수 있도록 힘써 도와야 한다. 교통수단의 발달로 인해 전염병 근원지가 아무리 외딴 곳에 있다 해도, 실상 비행기만 타면 우리가 사는 지역으로 단 몇 시간 안에 도착할 수 있다. 이런 지역에 효과적인 위생 정책이 자리잡을 수 있도록 독려하는 것이 전염병을 예방할 수 있는 강력한 무기가 되어줄 것이다.

사상균병이 극성을 부리고 있다

“버섯이 우산 모양을 하고 있는 이유는? —축축한
곳에서 자라니까.”

—알퐁스 알레

사상균병이란 곰팡이가 유발하는 병을 말한다. 증세는 매우 다양하
며 피부와 손톱, 발톱, 그리고 점막에 나타나는 표재성진균증과 내부
조직에 균이 침투하는 심재성진균증으로 크게 나누어볼 수 있다. 심
재성진균증의 예로는 진균이 폐를 통해 인체에 침입하는 아스페르
질루스증(aspergillosis) 같은 심각한 질병이 있다.

두 가지 증세에는 공통점이 있다. 바로 발병률이 지난 몇 년 사이에
급속도로 증가했다는 점이다. 그 원인에 대해서도 자세히 다루어 볼
예정이지만, 어쨌든 이 경우에도 사상균을 억제할 수 있는 예방법과
위생법이 가장 중요하다는 점을 강조하고 싶다. 더구나 이런 종류의
균들에 대해서는 특별한 조처를 취해야 한다.

표재성진균증의 몇 가지 예

가장 흔한 증세로는 살이 맞닿은 부분에 생기는 습란(濕爛)으로 흔히들 '무좀'이라고 하는 것을 꼽을 수 있다. 감염 경로는 간단하다. 수영장 같은 곳에서 맨발로 다니다가 곰팡이균을 함유한 각질에 직접 접촉하면 바로 무좀에 걸리고 마는 것이다. 신발이나 합성섬유로 만든 옷에 찬 습기는 사상균들이 잘 자랄 수 있는 최적의 조건을 제공한다. 발에만 습란이 생기는 것이 아니다. 유방이나 엉덩이 아래의 오금부위, 손가락 사이 등에도 증세가 나타날 수 있다. 습란이 생긴 부위가 짓물러 곪는 수도 있는데 이런 증상은 비만환자와 당뇨병환자들에게서 많이 볼 수 있다.

전풍, 즉 어루러기도 표재성진균증의 한 예로 보통 일광욕을 한 후 피부 위에 분홍색 반점이나 희끗희끗한 자국이 나타나는 증세를 보인다. 전풍은 치료를 한 후에도 재발이 잦다. 동물들과 직접 접촉을 하는 사람들에게서는 고리 모양의 수포가 나타나기도 하는데 이 경우에는 피부 위에 둥그렇게 나타나는 병변 주위가 가렵다. 구강 칸디다증인 아구창(鵝口瘡)은 칸디다균 중에서 가장 잘 알려진 칸디다 알바칸스라는 효모에 감염되었을 때 나타나는 구내염으로 감염 환자에게는 혀와 목구멍에 일어난 홍진성 발진 위에 크림색 반점이 생기는 증세가 나타난다. 칸디다균이 이상 증식하는 원인에는 여러 가지가 있다. 여성의 경우 경구피임약의 복용이 원인이 되기도 하고 항생물질이나 당뇨 치료제의 장기복용이 문제가 될 수도 있다.

진균이 손톱 밑으로 들어가 조상연(Perionyxis, 손톱 옆의 허물)진균증과 손톱진균증을 일으키기도 한다. 이는 습한 환경에 손을 담그고 일을 하는 사람들에게서 많이 나타나는 증세로 손톱이 누르스름해지고 고름이 흐르기도 한다. 비위가 상해온다고? 그럼 마지막으로 기계총까지만 소개하고 밥맛 떨어지는 병들에 관한 이야기를 마치기로 한다. 기계총은 머리에 둥글고 흰 반점이 나타나고 머리카락이 빠지는 증세로 이 역시 진균 감염이 원인으로 작용한다.

여러 환자들의 사례를 통해, 국부적인 치료로 효과를 보았다 하더라도 다른 종류의 진균이 다시 증식하는 경우를 많이 볼 수 있었다. 이런 현상을 이해하기 위해서는 좀더 자세한 설명이 필요하겠다. 진균성 감염이 증가하고 있는 데에는 에이즈나 당뇨환자, 혹은 노인들처럼 진균에 취약한 인구가 늘고 있다는 점이 원인으로 작용한다.

또, 반복되는 방부제와 항생물질의 사용으로 미생물의 생태균형이 파괴되었다는 점도 들 수 있다. 피부와 점막 위에 사는 세균들끼리는 적절한 균형을 유지하고 있다. 그런 상태에서 갑자기 어떤 화학적 요인이 작용하면 이 미묘한 균형이 불안해지면서 이전에는 적은 수로 존재하던 세균들이 갑자기 증식하고 마는 것이다. 어떤 세균은 약간의 힘만 작용해도 충분히 빈자리를 차지하고 병을 일으킬 수 있을 정도로 증식한다.

의학의 발전과 함께 병이 나타나는 경우도 있다. 예를 들어 여성들의 경구피임약 복용이 늘면서 세균이 발현할 위험이 증가했다. 피임약은 자연스러운 생체 메커니즘을 혼란시켜 균류가 증식하기에 좋은 조건을 만들어낸다.

위생개념이 없는 사람들이 모이는 장소—또다시 이 주제로 돌아오고 말았다—에 가는 것도 결정적인 요소로 작용할 수 있다. 수영장에 가면 발을 씻으라고 물을 받아 놓은 곳이 있다. 이런 장치에 고인 더러운 물에는 세균이 들끓기 마련이다. 그러나 지금까지 소개한 다른

인자들에 비해 위생법칙—이 이야기를 반복하지 않을 수 없다—에
주의를 기울이는 것은 복잡하지도 않고 효과적이기도 하다. 수영장
에서 수영을 하기 전후에는 샤워를 하고 몸을 잘 말리도록 한다. 소중
한 건강을 지킬 수 있는 방법치고는 정말 간단하지 않은가? 그리고 다
른 사람들과 신발을 바꾸어 신거나 빗, 수건 등을 함께 쓰지 않도록
한다. 이렇게 기본적인 방법만으로도 표재성진균증에 감염될 위험을
크게 줄일 수 있다. 그렇다면 심재성진균증은 어떻게 예방해야 할까?

조직을 공격하지만 조직적이지는 않은 심재성진균증

진균증의 두 번째 종류인 심재성진균증 역시 최근 들어 잦은 발병
률을 보이고 있다. 체내 조직에 침투하는 균류의 공격을 견디지 못할
만큼 면역력이 떨어진 사람들이 늘고 있다는 이야기이다.

심재성진균증에는 여러 가지가 있지만 그 중에서 가장 대표적인 질
병으로는 아스페르질루스증(Aspergillosis)을 들 수 있다. 이 병은 우리
의 주변에서 흔히 발견되는 아스페르질루스라는 섬유성진균이 일으
키는 질병이다. 공기중에 떠다니는 먼지에 함유되어 있는 포자를 흡
입하여 감염되는 이 진균은 위험한 증세를 유발할 수 있고 특히 몸이
약한 사람들에게 치명적인 타격을 입힌다.

사실, 아스페르질루스는 인체 내로 침투할 수 있는 기회라면 놓치
지 않고 적극 활용하는 집요한 진균류이다. 아스페르질루스증은 먼
지가 많이 발생하는 작업환경으로 인한 폐의 문제로 병원 출입이 잦
은 사람들에게서 흔히 볼 수 있다. 또 입원환자들은 대개 면역체계가
약해져 있는 경우가 많기 때문에 과거에 앓은 폐결핵으로 폐에 동공

이 있는 경우에는 아스페르질루스가 그 자리를 차지할 수 있으니 특히 조심해야 한다. 다른 질병으로 몸이 쇠약해져 있는 환자들의 경우에는 이 진균이 전신으로 퍼질 수도 있다. 이런 사례는 우리가 호흡하는 공기의 질이 건강에 얼마나 큰 영향을 미치는지를 알려준다. 이런 관점에서 환기시설이 잘 작동할 수 있도록 관리하는 것이 무엇보다 중요하다고 하겠다. 특히 입원실의 경우에는 더욱더 신경을 써야 할 것이다.

진드기의 습격

"세상에는 두 종류의 겁쟁이가 존재한다. 소심하게
침대 밑을 들여다보는 부류와 감히 그런 용기를 내
지 못하는 부류이다."

— 쥘 르나르

진드기에 대해 더 이상 설명할 필요가 있을까? 진드기라는 해충은
수많은 학술논문과 보고서에서 다루어진 바 있고 시중에 항진드기
기능이 있다는 매트리스며 베개 등이 등장한 것으로 보아 자세한 설
명은 생략해도 될 것 같기도 하다. 그러나 아이 어른 할 것 없이 진드
기에 알레르기 반응을 일으키는 인구가 점점 늘어나고 있고 그로 인
한 질병도 다양해져 가고 있는 것을 보면 실상 진드기에 대해 정확한
정보를 가지고 있는 사람은 그리 많지 않은 것 같다. 즉 눈에 보이지
않는 이 해충에 관한 대중의 관심이 크게 증가했음에도 불구하고 별
다른 대책이 없다는 것이다. 그렇다면 우리는 진드기라는 해충을 정
말로 잘 알고 있는 것일까? 진드기로 인해 유발되는 위험을 실제로 인
식하고 있는 것일까?

알레르겐의 제일인자

진드기를 현미경으로 들여다보면 둥그런 복부와 빨판이 달려 있는 털북숭이 다리 네 개를 관찰할 수 있다. 녀석들은 집먼지 속에 주로 서식하는데 특히 자주 이용하지 않는 시골 별장에 쌓인 먼지 속에서 많이 발견할 수 있다. 평균 수명은 석 달. 그 기간 중 암컷은 알을 300개까지 낳을 수 있다. 사람이나 동물의 각질이나 음식 찌꺼기를 먹고 살고 습기가 많고 온도가 높은 환경에서 쉽게 번식하기 때문에 축축하고 더운 곳을 좋아한다.

사실 이 작은 해충 자체가 문제가 되기보다는 강력한 알레르겐(알레르기 항원)으로 작용하는 녀석들의 배설물이 위험하다고 할 수 있다. 알레르기 반응을 일으키는 기유에는 여러 가지 변수가 있다. 이미 진드기에 대한 알레르기 반응을 보였던 경험이 있던 사람들은 전보다 더 적은 양에 대해서도 민감한 반응을 보일 수 있다. 즉 먼지 1그램당 100마리의 진드기만 있어도 충분히 알레르기 반응이 나타날 수 있다.

유전 역시 변수로 작용한다. 부모 중 한 쪽이 알레르기를 가지고 있거나 양쪽이 모두 그럴 경우, 자녀에게 같은 증세가 나타날 위험이 더 커진다. 구체적으로 알레르기성 비염이나 결막염, 혹은 천식 등의 질환은 유전되기 쉽다. 그러므로 되도록 알레르기를 일으키는 이 작은 짐승들이 침입하지 못하도록 하는 것이 좋다. 효과적으로 진드기를 퇴치할 수 있는 방법을 몇 가지 소개하겠다.

침구를 항상 청결하게

청소를 열심히 하고 먼지를 없애는 것은 알레르기성 질환의 발생을 줄일 수 있는 훌륭한 방지책이지만 그것만으로는 안심할 수 없다. 어마어마한 숫자의 진드기가 살고 있는 매트리스를 비롯한 침구들이 문제의 근원이 될 수 있기 때문이다. 우선 진공청소기로 매트리스를 꼼꼼하게 청소한 다음 비닐 커버로 완전히 밀봉해야 한다. 알레르기 환자들은 항진드기 효과가 있는 매트리스 커버를 준비하는 것이 좋다. 이런 종류의 상품들의 효과는 이미 입증된 바 있다.

베개에도 신경을 써야 한다. 살아 있는 진드기와 진드기 시체, 그리고 녀석들의 배설물이 베개 한 개의 10%에 해당하는 무게라는 이야기를 들으면 왜 그래야만 하는지 납득이 갈 것이다. 여러분의 베개 무게가 1킬로그램이라면 그 안에 100그램의 진드기가 있다! 어떻게 그럴 수가 있느냐고? 사람에게서는 하룻밤 사이에 3그램의 비듬이 떨어지고 1년이면 그 양은 1킬로그램이 된다. 물론 수 리터의 땀도 함께 배설한다. 그리고 진드기는 사람의 비듬이나 각질을 먹고 살며 습기라면 사족을 못 쓴다. 그러니 녀석들이 베개에 몰려드는 것은 당연한 일이 아닌가.

또 기침 등으로 인해 감염된 침이 튈 수도 있다. 여러 가지 이유를 종합해 볼 때, 역시 베개를 정기적으로 갈아주는 것이 건강에 큰 도움이 된다고 하겠다. 게다가 잠을 자고 나면 목이 뻐근하다고 하는 사람들이 꽤 많다. 이럴 경우에는 인체공학적으로 설계된 베개를 사용하면 만성적인 통증을 크게 줄일 수 있고 그럼으로 인해 항염증성 약의 복용도 자제할 수 있다.

진드기를 박멸하기 위해서는 적어도 2주에 한 번씩은 이불커버와 이불, 침대커버, 베개커버, 침대시트 등을 60°C 이상의 뜨거운 물에 세탁해주는 것을 권장한다. 알레르기가 있는 사람들은 밑판 스프링 부분이 나무나 금속으로 되어 있는 침대를 선택하는 것이 좋다. 아무래도 매트리스를 두 개 까는 방식의 스프링 매트리스는 이 어둠의 적들이 자리잡기 좋은 조건을 제공하기 때문이다.

놈들이 생각지도 못한 곳에 둥지를 트는 경우도 있으니 커튼 역시 적어도 일 년에 한 번은 세탁을 해주어야 한다. 외투와 옷가지도 예외가 될 수 없다. 옷가지들은 문이 달린 옷장에 정리해주어야 한다. 소파는 진공청소기를 이용하여 꼼꼼하게 빨아들이도록 한다. 신발에도 진드기가 붙어 있을 수 있으니 절대 방안에 들여놓지 말아야 한다.

사람은 좋아하고 진드기는 싫어하는 방

사람이 쾌적하다고 느끼는 환경은 진드기들이 번식하기에도 좋다. 몇 가지 간단한 원리에 따라 방을 보다 청결하게 유지하면 진드기들의 수를 획기적으로 줄일 수 있다. 우리는 하루 중 삼분의 일 가량을 밀폐된 공간 안에서 생활한다. 그 안에서 진드기가 들러붙은 먼지를 마신다고 생각해 보라. 건강에 좋을 리가 없지 않은가.

구체적으로는 방안에 청소를 할 수 없는 구석자리를 없애고 먼지가 쌓일 수 있는 자질구레한 물건들을 늘어놓지 말라는 충고를 하고 싶다. 최소한의 물건들만 갖춘 일본식 방을 모델로 삼아보는 것이 어떨까? 바닥이나 가구 위에 별다른 물건을 늘어놓지 않으면 매일 물걸레질을 해도 그리 귀찮게 느껴지지 않을 것이다. 하지만 주의할 것! 청소를 한답시고 실컷 애를 쓰면서도 먼지떨이 등으로 방안의 먼지를 이리저리 옮기는 것에 그칠 거라면 피곤하게 청소를 할 필요가 없다. 주기적으로 진공청소기를 이용해 먼지를 빨아들이는 것도 매우 중요하다. 그러나 일반적인 진공청소기를 사용하고 나면 오히려 공기 중에 있는 알레르겐의 숫자가 다섯 배로 늘어나기 때문에 '공기가 새지 않는' 진공청소기를 사용해야만 한다. 대부분의 진공청소기는 흡입한 먼지의 일부를 도로 뿜어낸다. 청소 후에 알레르겐이 증가하는 이유가 바로 여기에 있다. 진공청소기로 청소를 한 후 두 시간 동안은 창문을 열어두고 먼지봉투와 필터를 주기적으로 갈아주면 이런 문제를 어느 정도나마 해결할 수 있다.

쾌적하고 건강한 환경을 만들려면 알레르겐이 서식할 수 있는 물건들을 실내에 들여놓지 말아야 한다. 우선 화초들을 방 안에 두지 않도록 한다. 특히 침대 가까이에 놓아서는 안 된다.

개나 고양이에게도 진드기가 붙어 살 수 있다. 애완동물을 집안에서 키우기 시작한 다음 몇 해가 지나지 않아 알레르기 증상을 보인 사례가 꽤 있었다.

마지막으로 방의 온도는 20°C가 넘지 않게, 습도는 50% 미만이 되도록 조절한다.

알레르기가 심한 환자들은 이제껏 소개한 방법들을 꼭 적용해볼 것을 권장하고 싶다. 집안을 썰렁하고 개성 없는 공간으로 만들라는 이야기가 아니다. 진드기로 인한 심한 천식의 발병 사례가 걱정되는 수준으로 늘고 있으니 주의를 하라는 것뿐이다. 보통은 기침이나 결막염, 혹은 비염 같은 비교적 가벼운 증세를 보이는 환자들이 대부분이지만 그런 환자들도 치료를 하려면 족히 1년을 투자해야 한다.

그러므로 집안에 불필요한 먼지가 쌓이지 않도록 주의하고, 매일 하는 청소를 이왕이면 쉽고 효과적으로 할 수 있도록 정리정돈을 하는 것이 중요하다. 현대적인 위생법칙에서 보자면 실내를 보다 간결하게 하는 것이 건강에 좋다. 일종의 새로운 라이프스타일이라고나 할까.

여행에서 얻어오는 세균들

"사람은 여행을 하는 매 순간마다 다시 태어나고 죽
는다."

— 빅토르 위고

몇 년 사이에 여행을 즐기는 사람들의 숫자가 급격하게 늘었다. 여
행이 예전에 비해 쉬워진 결과이다. 교통편이나 숙박시설, 각종 편의
시설 이용요금이 모두 포함된 패키지 여행상품과 저가의 항공편 덕
분에 20년 전만 해도 엄청난 비용을 들여야 갈 수 있었던 오지에까지
여행객들의 발길이 닿게 되었다. 국제 항공편이 눈에 띄게 증가한 것
을 보면 세상 돌아가는 추세를 잘 알 수 있을 것이다. 그러나 그만큼
질병의 가짓수도 다양해지고 있다! 사실 세균에게도 고향이 있다. 아
시아나 아프리카에서 맹위를 떨치는 세균들과 유럽에 퍼져 있는 세
균들은 그 종류가 다르다. 타지를 여행 중인 사람들은 자신의 신체기
관에 익숙하지 않은 세균의 공격을 받을 위험을 안고 있다. 특히 신뢰
할 만한 백신이 존재하지 않을 경우엔 더욱 위험하다.

여행을 계획하고 있다면 무작정 떠날 것이 아니라 주의해야 할 점
들을 잘 알아보고 필요한 준비를 하도록 하자.

비행기 안에 바이러스가?

여행을 하려면 우선 이동해야 하는데, 그럴 경우에는 우리의 건강이 위험해질 수 있는 여러 가지 조건들을 만나게 된다. 교통사고를 비롯한 여러 가지 사고의 가능성을 이야기하는 것이 아니다. 그 분야라면, 아무리 위생에 신경을 쓴다 해도 아무런 소용이 없을 테니 말이다. 문제는 이동 수단은 보통 정해진 공간에 여러 사람들이 한꺼번에 모여 있게끔 되어 있다는 점이다. 좁은 장소에 사람들이 모여 있게 되면 수학적으로 따져보아도 병이 옮겨질 확률이 증가한다. 특히 비행기를 탈 경우엔 그 위험이 더욱 커진다.

미국의 밤즈(Balmes) 교수는 장시간 비행기 여행을 한 사람들 중 20%가 비행기에서 내린 후 닷새 안에 감기에 걸렸다는 조사 결과를 발표한 바 있다. 밀폐된 비행기 객실에서 심각한 질병이 옮는 경우도 있다. 1996년에 어떤 여성 결핵환자가 시카고-하와이 간 항공편에 탑승한 적이 있었다. 비행 후에 실시된 테스트에서 이 환자의 주변, 즉 두 열 범위 내에 앉아 있던 탑승객 중 삼분의 일이 결핵 양성반응을 보였다. 2003년에는 홍콩-북경 간 항공편 탑승객 중 22명이 사스(SARS, 중증 급성 호흡기 증후군)에 감염되었다는 보고가 있었다. 세 시간 만에 단 한 명의 보균자가 7열이나 떨어진 곳에 앉아 있던 다른 승객에게 병을 옮겨주었던 것이다.

다행히도 이러한 사례가 많지는 않았지만 만일 공기를 통해, 즉 기관지를 통해 전염되는 병에 감염된 환자들이 마스크를 착용했더라면 그 확률은 더욱 줄어들었을 것이다. 아시아인들 사이에서는 일반적인 마스크가 유럽에서는 거의 사용되지 않고 있다. 최근 들어 마스크

의 착용을 강조하는 캠페인이 확산되고 있으니 유럽인들의 생활 습
관에도 변화가 있으리라. 어쨌든 그렇게 되기를 함께 기대해보자.

여행객들이 미처 갖추지 못한 면역

　감기에 걸렸건 요행히 피했건 간에 일단 목적지에 도착하면, 해당
지역에서 걸릴 수 있는 질병에 관한 정보가 없는 여행객들은 다른 성
질의 위험에 노출된다. 현지 주민들은 그 지역에 만연한 세균에 대한
면역이 있는 반면 여행으로 낯선 곳에 온 사람들은 효과적인 보호기
제를 갖추고 있지 못한 것이 보통이다. 가장 흔하게 나타나는 것으로
는 너무나도 유명한 '투리스타', 즉 휴가를 즐기려 막 외국땅에 도착
한 여행객들을 괴롭히는 설사증세가 있다. 이는 장(腸)에 이상을 일으
킬 만한 음식을 먹었기 때문에 나타나는 증세가 아니다. 여행객들도
현지인과 똑같은 것을 먹는다. 다만 여행객들의 소화기관이 현지의
식재료에 붙어 있는 세균에 적응이 되어 있지 않아서 탈이 나는 것뿐
이다. 일반적으로 설사나 복통이 나타날 뿐 크게 심각한 상태에까지
이르지는 않으나 일단 기분이 상해 나머지 일정까지 망쳐버릴 가능
성이 있고 드문 경우지만 치명적인 증세로 발전하는 수도 있으니 조
심하도록 한다.

　이런 경우에 대비하려면 음식이든 음료든 입으로 들어가는 것에는
항상 주의를 기울여야 한다. 특히 마시는 물에 대해서는 더욱 신중해
야 한다. 병에 들어 있는 미네랄워터를 마시되 마개가 이미 열려 있는
것은 피하는 것이 좋다. 이런 물을 구할 수 없다면 끓이거나 소독용
정제를 타서 마시도록 한다. 음식으로는 과일, 야채까지도 생것보다

익힌 것을 골라 먹는 것이 좋다. 물론 생선이나 고기 역시 잘 익혀 먹어야 한다.

예방접종은 제때에

같은 이야기를 자꾸 반복하는 것 같지만, 세계 각 지역에는 위생적인 면에서 특별한 주의를 요하는 나름대로의 위험이 도사리고 있고 필요한 예방접종도 지역마다 다르다. 복잡할 것 하나 없다. 여러분이 선택한 항공사에서 추천해주는 예방접종 센터에 문의하면 상세하게 안내해준다. 이런 센터들은 여러분이 가려고 하는 나라에서 발병할 수 있는 전염병에 대한 최신정보를 항상 입수하고 있기 때문에 개인별로 가장 적절한 백신을 권해줄 수 있다. 그러나 주의할 점이 있다. 백신 중에는 일정 기간의 잠복기가 지나야 효력을 발생하는 종류들이 있으므로 여행을 떠나기 직전에 예방접종을 하고 안심해서는 안된다.

예를 들면 아프리카와 남미의 열대지역을 여행할 때 반드시 접종해야 하는 황열병(黃熱病) 예방 백신이 그렇다. 이 백신은 적어도 출발 열흘 전에는 접종을 해야 면역체계가 제대로 반응할 수 있다. 그외에 여행객들에게 필요한 예방접종으로는 다음과 같은 것들이 있다.

◇B형 간염 예방접종—중앙아프리카, 혹은 극동 아시아

◇A형 간염 예방접종—열대, 혹은 아열대 지방

◇비시지(BCG, 결핵), 뇌막염, 티푸스 예방접종—세계 전지역

◇뇌척수막염 예방접종—사하라사막 이남의 아프리카 지역

◇일본뇌염 예방접종—동남아시아, 인도 시골 지역

무엇보다 우리가 사는 기후조건에서는 좀처럼 찾아볼 수 없는 질병들이 다른 곳에서는 성행할 수 있다는 사실을 반드시 염두에 두어야 한다. 악몽 같은 휴가를 보내고 싶지 않다면 반드시 예방접종을 하는 것이 좋다. 물론 이것은 효과적인 백신이 개발되어 있을 때의 이야기이다. 매년 수백만의 프랑스 국민들이 감염되는 말라리아에 대해서는 아직 뾰족한 대책이 없는 상태이다.

매년 칠백만 명의 프랑스인들이 말라리아에 감염되고 있다

칠백만 명이라니, 무시무시한 숫자다. 게다가 말라리아 발작의 고통에 대해 들어본 적이 있는 사람이라면 더더욱 두려워할 수밖에 없겠다. 사람에게 옮겨지는 플라스모듐(Plasmodium, 말라리아 원충)에는 열대형 원충(P falciparum), 삼일열 원충(P vivax), 난형열 원충(P ovale), 그리고 사일열 원충(P malariae), 이렇게 네 가지 종류가 있다. 말라리아는 학질모기가 옮기는 병으로 모기가 사람을 물 때 수백 마리의 원충이 침과 함께 인체 내로 침투되는 경로로 전염된다. 일단 사람의 혈액 속에 침투한 말라리아 원충은 30분 만에 간에 도착한다. 간세포 안에 증식된 원충은 다시 혈액을 타고 들어가 적혈구를 공격하는 것이다. 구체적으로 말라리아 원충은 환자의 일생 동안 계속될 발작적 발열을 주기적으로 일으킨다. 경우에 따라 악성 발열 발작이 일어날 수 있으며—열대형 원충에 감염되었을 때 특히 그렇다—생명을 위협하는 뇌염으로 발전할 가망성도 있다.

자, 이쯤 되면 매년 칠백만 프랑스인들이 감염된다는 질병에 미리 대비해야겠다는 생각이 충분히 들었으리라 생각한다. 말라리아에는 백신이 존재하지 않지만 예방치료법이 개발되어 있다. 풍토병이 있는 나라에 머무를 계획을 세운 사람이라면 반드시 이 방법을 따라야 한다. 문제는 이 예방치료를 여행 출발 일 주일 전에 시작해야 하고 특별한 증세가 없어도 돌아온 지 3주 이내에 치료를 받아야 한다는 점을 소홀히 여긴다는 점이다. 아픈 데가 없다고 해서 치료를 그만두었다가는 큰일이 날 수도 있다. 발작증세가 시작되지 않았다고 해서 감염이 아니라고 확신할 수는 없기 때문이다.

말라리아 예방약을 먹는 방법도 있지만 여행을 떠나기 직전에 먹어서는 큰 효과를 기대할 수 없다. 휴가여행을 떠나는 사람들은 대부분 어떤 위험이 기다리고 있는지 생각해볼 여유도 없이 마지막 순간에 행선지를 결정하기 마련이다. 그러니 필요한 예방접종이나 치료를 받을 만한 시간이 없는 것도 당연하다. 재미를 보는 것도 좋지만 목숨을 걸어서는 곤란하지 않은가! 예방접종을 위한 충분한 시간이 없을 때에는 위험한 지역을 피하는 것도 건강을 지킬 수 있는 방법이 될 것이다.

빌하르츠(Bilharzia) 주혈흡충을 조심하라

여행하는 동안 조심해야 할 전염병 중에 소개하고자 하는 것이 아직 더 남아 있다. 바로 빌하르츠병이다. 이런 병명을 처음 듣는다는 사람들도 있을 것이다. 그러나 현재 3억 5천만 명의 인구가 이 병에 감염되어 있다. 빌하르츠병은 진창이나 민물에 사는 주혈흡충이라는 납작한 모양의 기생충이 옮기는 전염병이다. 아무 곳에서나 수영을 했다가는 이 병에 감염될 수가 있다. 수영을 할 때에는 호수나 강물이 괴어 있는 곳보다는 물을 소독 처리하는 수영장이나 바다를 이용하도록 한다. 진흙탕이나 젖은 땅에서 산책을 할 때에도 역시 조심을 해야 한다. 주혈흡충은 흡반을 이용해 사람의 피부에 달라붙은 후 인체 내로 침투하는 습성을 가지고 있다. 일단 피부에 붙은 이 기생충은 단 5분 만에 모세혈관을 파고들고 4일이면 폐에 다다른다. 특히 방광에 타격을 입혀 소변을 볼 때마다 피가 섞여 나오는 증세를 유발하는 경우가 많다. 빌하르츠 주혈흡충은 세계 전지역에서 서식하고 있으나 특히 아프리카, 그 중에서도 나일강 유역과 인도에서 주로 발견된다. 이들 지역을 여행할 계획이라면 특별한 주의를 기울이는 것이 좋다.

예방주사를 맞자

"사랑은 자존심을 지키기 위한 백신이다."
— 프리드리히 헤벨
(1813-1863, 독일의 극작가, 시인—역주)

백신의 개발은 의학의 발전에 지대한 공헌을 했다. 감염증의 항원인 백신을 미리 접종하여 면역을 기르는 방법으로 공수병이나 소아마비, 디프테리아, 혹은 파상풍과 같은 심각한 질병의 발현을 막을 수 있었다. 그러나 예방접종이라고 해서 모두 완벽한 것은 아니다. 우선 효과적인 백신을 개발하는 과정 자체가 매우 복잡하고도 힘들다. 에이즈나 조류독감의 경우, 많은 사람들이 관심을 갖고 있고 정부 당국까지 총동원되어 노력을 기울이고 있으며 각종 단체에서 연구기금을 지원하기 위한 모금 활동을 벌이고 있다. 이렇게 모든 이들이 문제를 해결해 줄 백신의 출시를 기다리고 있지만 항원을 제조해낸다는 것은 만만한 작업이 아니어서 효과적인 백신이 개발되기까지 앞으로 몇 년이 걸릴지는 아무도 장담을 할 수 없는 상태이다. 게다가 조류독감처럼 수면 위로 드러난 바이러스의 백신을 개발하려면 첫 번째 인간 감염 환자가 나타나기를 기다려야 하는데 그 기간만 해도 6개월 가량이다. 에이즈의 경우, 수십 년 간 계속된 연구로 인해 백신 개발에 많은 진보가 있었지만 신뢰할 만한 항원의 조제공식을 얻기까지는 아직도 가야 할 길이 멀다.

그리고 또 한 가지, 백신은 원래 역설적인 성질을 가지고 있다. 일단 안전한 백신이 개발되어 시중에 나와도 정작 접종을 하는 사람들의 수는 한정적이다. 부작용이 두려워 접종을 거부하는 이들도 있고, 그저 예방접종 자체에 무관심한 이들도 있다. 또 전염병이 곧 사그라질 것이라는 생각에 예방접종의 필요성을 못 느끼는 이들도 있다. 전체적으로 예방접종을 하는 인구 비율은 국내에 흔히 발병하는 질병이냐 아니냐에 따라 현저하게 달라지고 나라마다 국가필수예방접종의 종류에 차이가 있기 때문에 유럽 전체를 놓고 조사한 비율도 질병에 따라 크게 달라진다.

그러므로 완전히 사라졌다고 생각한 전염성 질병들이 다시 등장할 위험은 얼마든지 있다. 전염병으로 야기되는 실질적인 위험에는 어떤 것들이 있으며 어떤 식으로 존재하는 것일까? 이에 대한 이해를 돕기 위해 천연두라는 전염병의 예를 들어보겠다.

천연두 : 위험 관리에 관한 문제

몇백 년 동안, 천연두는 세계 전역을 휩쓸며 사람들을 괴롭혔다. 호흡기를 통해 감염되는 이 질병은 감기처럼 전염성이 강하고 감염된 환자의 생명을 앗아가는 경우가 많았다. 바이러스의 종류에 따라 치사율이 90%에 이르렀던 사례도 있었다! 만일 테러리스트들이 천연두균을 퍼뜨리면 이백만에서 삼백만 명에 이르는 사상자를 낼 수 있다고 한다. 생명에 위험이 덜한 다른 종류들에 감염되었을 경우일지라

도 여러 가지 후유증이 따르고 특히 얼굴에 곰보자국을 남기는 경우
가 있다.

천연두는 더 이상 위험하지 않다고 판단되어 전세계적으로 예방접
종이 중지된 질병이다. 천연두가 지구상에서 거의 근절되다시피 한
데에는 일률적으로 실시된 예방접종의 공이 컸다. 백신과 연관된 부
작용의 위험이 염려되고 해당 전염병의 발병률이 미약하다면 더 이
상 계산해 볼 필요가 없다. 그러나 예방접종이 중단되었다고 해서 모
든 위험이 사라졌다고 생각해서는 곤란하다. 전염병은 어느 틈엔가
재발하여 엄청난 피해를 가져올 수 있는 존재이기 때문이다.

천연두를 예로 든 이유는 다른 예방접종에 대한 이해를 돕기 위해
서이다. 항상 문제가 되는 것은 비용과 효과 사이의 관계, 다시 말해
부작용이 일어날 수 있는 가능성에 비해 병을 예방할 수 있는 정도가
얼마나 되느냐 하는 것으로 이는 질병의 발생빈도와 정도에 따라 달
라진다. 이러한 관계는 정확히 수량화하기 어렵고 이 책에서 설명하
기에는 좀 민감한 변수들의 영향을 받는다. 아무튼 아이건 어른이건
예방접종에 관해서는 보건당국의 권고에 따르는 것이 바람직하다.

내 몸의 면역력을 키우자

특별한 예방접종 없이도 일정한 질병에 대해 면역력을 키워서 물리
치는 방법도 있다. 가장 일반적이고도 효과적인 경우는 톡소플라스
마증(toxoplasmosis, 주혈원충병)에 대한 면역이다. 임산부들에게 치명적
인 이 병은 태아의 선천적 기형을 일으키는 원인으로 작용할 수 있다.
백신은 개발되지 않았으나 유아기나 청소년기에 고양이와 접촉하거

나 날고기를 자주 섭취함으로 인해 이 병에 걸린 병력이 있는 여성의 경우에는 자연적으로 면역이 생성되었을 가능성이 있다. 면역력이 있는지의 여부는 간단한 테스트로 알 수 있다. 그러나 음성반응이 나온 임산부들은 날고기의 섭취를 피하고 고양이를 멀리해야 한다. 이렇듯 자연적으로 생성된 면역력 덕분에 우리 몸의 저항력이 강해질 수 있다고 해도 대부분의 전염병을 막아낼 수 있는 힘은 많은 성인들이 잊고 있는 백신에서 나온다. 만일 여러분들도 백신의 힘을 간과해온 편이었다면 자주 찾는 의사와 함께 예방접종 계획을 세워보는 것이 좋다. 여러분의 건강을 지키는 데에 큰 도움이 될 것이다. 현명한 사람들은 한 마디만 하면 알아듣는다.

문신, 피어싱 :
새로운 유행
그리고 새로운 위험

"우리는 어린 시절에 문신을 하는 것으로 부족의 신념을 물려받는다. 그 표식은 피상적인 것처럼 보이나 절대 지울 수 없는 흔적으로 남는다."

— 올리버 웬덜 홈스
(1809~1894, 미국의 의사이자 작가—역주)

개인적으로 문신이나 피어싱을 좋아하는 사람들도 있고 혐오스럽다고 하는 사람들도 있겠지만, 최근 몇 년 사이에 이 두 가지가 큰 인기를 끌고 있다는 사실은 인정할 수밖에 없다. 예전에는 비교적 사회에서 소외된 부류들의 전유물로 여겨지던 이런 장식들이 어느 틈엔가 일반적인 것으로 자리잡았다. 그러나 그 시술이 마구잡이로 확산되었을 뿐, 통제를 할 수 있는 조치는 마련되지 않은 상태이다. 문신이나 피어싱 시술사들은 아직도 예술가로 인식되고 있고 그런 만큼 위생법으로 제한할 법적인 장치가 없다.

그러나 이들의 시술은 위험하기 짝이 없다. 열악한 환경에서 피어싱을 하거나 문신을 새겨 넣었다가는 심각한 사태에 이를 수 있다. 최근에 발표된 논문들에서 문신, 피어싱 시술과 관련된 바이러스성 B

형 간염과 C형 간염뿐 아니라 포도상구균, 연쇄상구균, 화농성 시안세균의 감염 위험성이 다루어졌다. 살균이 제대로 되지 않은 시술도구나 핏자국 등 감염을 일으킬 수 있는 원인은 매우 다양하다. 또 시술 전에 피부를 깨끗이 소독하지 않아서 자가 감염을 일으킨 경우도 있다.

이런 위험들을 그냥 방치하고 있는 사법당국의 소극적인 태도를 도대체 이해할 수가 없다. 주사 한 대를 놓기 위해 간호사들은 3년 반의 공부를 요구하는 국가 자격증을 따야 한다. 한데, 주사보다 더욱 복잡한 문신이나 피어싱을 시술하는 데에는 그 어떤 자격도 요구되지 않는다는 사실을 어떻게 받아들이면 좋단 말인가? 피어싱의 경우, 시술하는 사람이 해부학적인 지식을 가지고 있지 않으면 말초신경이나 혈관을 건드려 큰 위험을 초래할 수 있는데도 말이다.

물론 모든 문신사와 피어싱 시술사들을 도매금으로 넘기는 것은 옳지 않다. 위생적인 면에 주의를 기울이지 않는 이들도 있는 반면 깨끗한 시술환경을 유지하면서 예상되는 위험을 고객에게 미리 알려주는 이들도 있다. 또 아무리 고객이 원한다 할지라도 위험하다고 판단되는 시술은 거부하는 양심적인 시술사들도 있다. 그러나 아무런 법적 규제가 이루어지지 않고 있기 때문에 소비자들로서는 어떤 형태로든 보호를 받을 수 있는 방법이 없다.

피를 보면서까지 문신을?

프랑스 에로(Hérault) 지방에서 흥미로운 조사를 실시한 적이 있었다. 피어싱 숍과 문신 스튜디오 여덟 곳을 대상으로 시술을 받는 사람들에게 노출된 위험을 정확하게 평가해보았던 것이다. 결과는 다음과 같았다.

먼저, 문신사들은 모두 피부를 찌르는 기구를 사용했는데 관 모양의 이 기구에는 피부에 직접 닿는 바늘이 달려 있었다. 그러나 이 바늘은 일회용 바늘이 아니었다. 바늘 한 개로 여러 명의 고객을 시술하는 것이었다. 바늘은 보통 1000개들이 상자를 주문해서 쓰는데 대부분 무균 제품이 아니었다.

다음으로 잉크―조제법은 극비라고 했다―를 담은 병에는 라벨이 붙어 있지 않았고 문신사들마다 잉크를 대주는 제조업자가 따로 있었다. 농산품 포장지에 사용하는 잉크는 극히 미소량만으로도 사람의 피부에 유독물질에 의한 심각한 피해를 준다는 사실이 확인된 바 있다. 이런 잉크는 당연히 사용이 금지되었지만 성분을 알 수 없는 온갖 것들을 섞은 문신용 잉크에 이것이 들어 있을지 누가 알겠는가? 이 부분에서도 역시 규제의 허점이 드러나고 있다.

일부 문신사들은 간염이나 에이즈 같은 질병 감염의 위험을 알고 있었다. 조사대상 중 두 명은 B형 간염 예방주사 접종을 했고 두 명은 정기적으로 에이즈 추적검사를 받고 있다고 답변했다. 시술시에는 모두 장갑을 착용했으나 그것은 고객의 위생을 생각해서라기보다는 자신의 손을 더럽히지 않기 위해서였다.

중요한 사실은 살균과정 전에 반드시 거쳐야 하는 과정인 청소나 환기를 한다는 곳이 단 한 곳도 없었다는 점이다. 즉, 대부분의 경우 고객들에게 안전하다는 인상을 주기 위해 살균 소독을 하는 척만 한다는 것이다.

네 명의 문신사들은 '푸피넬' 이라는 고온 살균기를 사용했지만 적정 온도와 시간을 지키지 않았다. 더 심각한 것은, 조사 대상 중 누구도 의료용 기구 살균에 필수적인 증기 소독기를 갖추고 있지 않았다. 그러니 생물학적 검사를 위해 채취한 표본 중에서 열한 개가 살균되지 않았다는 결과를 얻은 것도 당연하지 않은가?

구태여 둘러말할 필요는 없을 것 같다. 조사 결과는 심히 걱정스러웠다. 삼출액을 통해 피부에 직접 접촉하는 바늘이 일회용이 아니라는 점이나 시술과정에서 피가 흐를 수밖에 없다는 점에서부터 증기 소독을 하지 않으면 감염을 일으킬 수 있는 피어싱용 장신구에 이르기까지 세균 감염의 위험은 상당히 높은 수준이었다.

위험한 장신구

문신이나 피어싱에 국한된 문제가 아니다. 영구화장의 효과를 보기 위해 일부 여성들이 행하는 피부염색 역시 위생적으로 결함이 없어야 한다. 귀를 뚫어주는 귀금속 상인들도 예외가 될 수 없다. 그들 중 일부는 귀걸이 삽입을 위한 '권총' 을 사용한다. 이 도구는 한 번 사용할 때마다 고객의 피부에 닿는 부분이 더럽혀지기 때문에 꼼꼼하고 효과적인 살균이 이루어지지 않으면 다음 고객을 감염시킬 수 있는 매개체가 되어버리고 만다.

그렇다면 모든 시술자들에게 적용할 수 있는 구체적인 법규를 만드는 것이 보다 안전하고 간단하지 않을까? 비극적인 사건이 일어나야만 이런 말도 안 되는 현실이 타개될까? 대체 얼마나 더 '예술가' 들이 고객들의 안전을 담보로 해부학적 시술을 하는 것을 두고 보아야 한단 말인가? 가장 기본적인 위생 법칙조차 지켜지지 않는 상황을?

관련법이 수정될 때까지는 그저 조심하는 수밖에 없다. 그리고 문신이나 피어싱을 하고자 하는 사람들에게는 반드시 한 번 더 생각하라는 충고를 하고 싶다. 그래도 꼭 해야겠다면 엄격한 기준을 세워 시술자를 선택하고 시술 후 문제가 생기면 곧 의사의 진료를 받도록 해야 한다.

우리의 주머니를 노리는 잘못된 건강 정보
그리고 건강에 관한 오해들

"안전하다는 착각이 사실 가장 위험하다."

— 로버트 샤르마

안전하다고 생각될 때 사람들은 경계를 늦춘다. 그럼 자연히 방어 능력과 순발력이 떨어지게 되고 그런 사이에 예기치 못한 타격을 받으면 어쩔 도리 없이 당하게 된다. 위생에 관한 문제도 마찬가지다. 또 하나, 잘못된 건강 정보에 소비자들이 현혹당하는 경우가 있다. 건강을 지켜준다는 제품들, 과연 믿을 만한 것인지 살펴보기로 하자.

햇볕으로부터 피부를 보호해준다는 알약

몇 년 전부터, 태양에 노출된 피부를 보호해 준다는—제조업자측의 주장이지만—알약이 시중에 판매되고 있다. 어쨌거나 민감한 피부를 가진 사람들은 이게 웬 떡이냐 싶었을 것이다. 그러나 햇볕으로부터 피부를 보호해주는 알약이라는 개념 자체가 모호하다. 마치 피부암의 발생 위험을 줄여준다는 소리같이 들리기도 하니 말이다. 사실 많은 사람들이 인공자외선으로 선탠을 하거나 선탠을 촉진시키는 약을 섭취하면 햇볕으로 인한 피부 손상을 효과적으로 줄일 수 있고 피브 노화나 피부암의 위험이 적어진다고 믿고 있다.

절대 그렇지 않다. 이는 의사의 정확한 처방을 받은 몇 가지 경우에만 해당될 뿐, 피부 손상의 위험은 그대로이다. (여름철 태양에 의한 경미한 화상, 즉 태양에 노출된 피부에 일어날 수 있는 발진을 예방하기 위해 피부과 의사들이 실시하는 퓨바(puva) 요법을 예로 들 수 있다.) 이런 경우를 제외하면, 태양 노출과 피부암, 그리고 피부 노화와의 상관관계는 명백하게 입증된 바 있다. 그럼에도 불구하고 휴가를 떠났다가 검게 그을린 피부로 돌아오는 것이 마치 건강의 상징인 것처럼 받아들여지고 있는 추세이기 때문에 많은 사람들이 ‘보호 알약’을 먹어가면서까지 자외선에 피부를 노출시키고 있고 건강을 해칠 위험은 그만큼 높아지고 있다.

그러므로 햇볕에 노출될 때에는 조심해야 한다는 점을 다시 한 번 상기하는 것이 무엇보다 중요하다고 하겠다. 등산을 할 때에도 마찬가지다. 고도가 1000m 높아질 때마다 태양광선의 강도가 20%씩 증가하기 때문이다. 휴가철에만 조심하면 된다는 것도 잘못된 생각이다. 야외활동을 많이 하게 되는 5월달에도 주말이 되면 일사병 환자가 의외로 많이 발생한다. 만일 햇볕에 많이 노출되지 않았는데도 일사병 증세가 반복적으로 나타난다면 특정 약에 의한 부작용이나 다른 질병이 원인이 될 수 있으니 반드시 의사에게 문의하도록 한다.

장시간 햇볕에 노출될 경우, 보기에 좋지 않은 피부질환이나 통증 외에도 신체 내의 근본적인 문제가 일어날 수 있다. 햇볕에 지나치게 노출이 되면 인체 내에는 빛에 의해 파생되는 새로운 물질이 합성되어 DNA의 반응을 불러일으키며 결체조직과 세포막이 파괴되는 현상이 일어난다.

게다가 자외선과 피부암과의 상관관계는 이미 명확하게 증명된 바 있다. 먼저 자외선에는 두 가지 종류가 있다는 점을 알아두자. 장파장 자외선(UVA)은 광화학 반응을 일으켜 짧은 시간 안에 피부를 검게 만들지만 이 자외선으로 그을린 피부색은 그리 오래가지 않는다. 중파장 자외선(UVB)은 피부색을 서서히 검게 만들고 오랫동안 그을린 상태를 유지하게 만든다. 물론 두 가지 모두 피부암을 유발할 수 있다.

또 수십 년간 자외선에 노출되었을 경우, 그 효과가 누적되어 위험이 더 커질 수 있다. 그러므로 어렸을 때부터 꾸준히 자외선을 차단해주는 것이 중요하다. 옷으로 몸을 가리거나 챙이 넓은 모자를 착용하는 것으로도 충분한 효과를 볼 수 있다. 두껍고 색상이 짙은 옷일수록 보호 효과가 크다는 사실을 알아두자. 하얀색 티셔츠는 대기중 자외선의 20%를 투과시킬 수 있고 젖었을 경우에는 50%까지도 가능하다. 반면 같은 재질의 검은색 티셔츠는 훨씬 더 적은 양의 광선을 투과시킨다.

태양으로부터 피부를 보호해준다는 제품들은 저마다 '완벽한 보호막'을 제공한다고 선전되고 있지만 자외선을 완벽하게 차단해줄 수 없다는 점을 알아두자. 이런 종류의 크림을 바르고 몇 시간 동안 햇볕을 쬐면서 장롱 속에 들어가 있는 것처럼 보호받을 수 있을 것이라고 안심해서는 안 된다. 특히 두 시간마다 제품을 다시 바르지 않는다면 효과는 더욱 떨어진다.

그런데, 우리는 정말 이런 제품들에 대해 올바른 정보를 갖고 있는 것일까? 적어도 실험을 통해 그 효과가 증명되었는지 정도는 알아야 하지 않을까? 이런 점들을 잠깐 짚고 넘어가기로 하자. 먼저, 이런 종류의 크림이나 스프레이 제품들은 물리적 혹은 화학적으로 햇빛을 차단하는 성분을 포함하고 있는데 한 제품에 두 가지 성분이 겸비된 경우가 많다.

물리적 차단제는 자외선을 반사하고 산란시키는 금속 입자들이 주성분을 이룬다. 이 입자들은 피부 표면에서만 작용하고 진피로 흡수될 경우에는 차단효과를 발휘하지 않는다. 반면 보통 UVA, UVB처럼 그 성분이 차단하는 광선의 이름으로 불리는 화학적 차단제는 자외선을 흡수하여 에너지가 풍부한 단파장 광선이나 덜 강력한 장파장 광선으로 바꾸는 기능을 한다. 이런 효과는 자외선 차단크림이 진피 내부까지 잘 스며들었을 때에 기대할 수 있다. 효과를 충분히 보기 위해서는 햇빛에 노출되기 30분 전에 발라주어야 하지만 사실 이런 주의사항을 지키는 사람들을 거의 보지 못했다.

다음으로 제품에 표시되어 있는 자외선 차단지수라는 것에 대해 알아보자. 이 수치는 피부홍반 없이 햇빛 노출이 가능한 시간을 나타내는 지수이다. 이 지수를 계산하기 위해서는 피부 1㎠당 2mg의 자외선 차단제를 발라야 한다. 이 양에 근거해 계산해보면 성인 한 명의 몸 전체에 필요한 양은 30~40g이라는 결과가 나온다. 그러나 자외선 차단제를 이렇게 '뒤발' 하는 사람이 실제로 몇이나 될까? 솔직히 이만큼의 양을 바르는 사람은 거의 존재하지 않는다고 보아야 할 것이다. 결과적으로 자외선 차단 효과는 제품에 표시된 지수보다 반, 혹은 4분의 1로 줄어든다. 다시 말해 충분한 양을 바르지 않았을 경우 자외선 차단지수 20이라는 제품의 효과는 실상 지수 5나 10의 효과밖에 내지 못한다는 것이다. 땀이나 물에 강하다는 방수 제품 역시 조심해야 한다. 아무리 방수 기능이 있다고 해도 평균적으로 물 속에 두 번 들어갔다 나올 때마다 제품을 새로 발라주는 것을 잊어서는 안 된다. 이런 제품들의 방수 효과는 정확히 입증된 바가 없다.

결론적으로, 자외선 차단효과가 있는 크림을 사용하는 것은 좋지만 그것만으로는 완벽한 보호막을 형성할 수 없다는 것을 알아두자. 가장 효과적으로 피부를 보호하는 방법은 자외선이 가장 강한 시간에 햇빛을 쬐지 않는 것이다. 양산을 쓰거나 모자, 선글라스 등을 착용하는 것도 크게 도움이 된다. 특히 아이들이나 임산부들처럼 피부가 민감한 사람들은 더욱 조심해야 한다. 잘못했다가는 기미가 생길 수 있다.(기미는 볼이나 이마, 관자놀이 부근에 갈색 반점이 생기는 증상을 말한다.) 어쨌든, 진짜로 효과가 있는 자외선 차단 방법과 '완벽한 효과'를 자칭하는 제품들을 구별할 수 있어야 한다. 이런 제품들은 일반 화장품과 별로 다를 바 없다.

공기청정기, 이온발생기—
이로운 물건인가, 해로운 물건인가?

내가 보기에 이런 기계들은 잘못된 건강 상식을 내세워 우리의 주머니를 노리는 부류에 속한다. 이런 제품들은 몇 년 전부터 큰 인기를 끌고 있다. 그 기능이라는 것이 우리의 귀를 솔깃하게 하지만 그게 다 이론상으로만 맞는 이야기이다. 집안의 공기를 깨끗하게 해준다니, 정말 그럴 듯하다.

그러나 사실은 이런 기계의 기능이 얼마나 효과적인지 판단할 수 있는 기준이 존재하지 않는다. 게다가 시중에 판매되고 있는 몇 가지 모델들은 오히려 엄청난 공해를 유발한다는 것이 밝혀졌다. 오존을 발생시키는 것들도 있고 곰팡이나 세균 같은 생물적 공해요소를 뿜어내 알레르기를 일으키는 것들도 있다는 것이다. 또 휘발유를 연소

시킨 연기를 정화하는 데에는 아무런 효과를 내지 못한다.

마찬가지로, 진드기를 퇴치하여 알레르기를 잡아준다는 공기청정기 광고 문구를 있는 그대로 믿어서는 안 된다. 이유는 간단하다. 알레르기를 일으키는 진드기와 진드기의 배설물은 굵은 먼지와 섞여 있기 때문에 공기 중에 오랫동안 떠 있을 수 없다. 그러니 공기청정기가 잡아낼 수 없는 것은 당연한 일. 게다가 죽은 진드기들은 작은 입자로 분해되어 방안의 먼지와 한 덩어리가 된다. 방안의 공기를 크게 순환시키지 않는 한 먼지 덩어리들은 바닥에 가라앉아 있다. 그러나 빗자루나 먼지봉투가 밀폐되지 않는 진공청소기로 청소를 하게 되면 이 먼지들이 사람의 기관지 안으로 들어오게 된다. 이런 이유들을 종합해 보면 진드기 제거 전략에서는 앞서 '진드기의 습격' 편에서 다루어 본 다른 방법들에 비해 공기청정기의 활약은 우리의 기대에 훨씬 못 미친다는 결론에 도달하게 된다.

양을 늘리면 효과도 두 배?

새로운 건강법에 대해 이야기하다 보니 예로부터 우리 몸에 배어 있던 습관들이나 잘못된 건강 상식을 되짚어 보지 않을 수가 없다. 시중에는 건강에 대한 여러 가지 오해들을 기반으로 자칭 효과가 탁월하다는 제품이나 '새로운 발명품' 이라는 것들이 수천 가지씩 쏟아져 나오고 있다.

먼저 손 살균용으로 쓰이는 알코올에 대해 생각해 보자. 우선 알코올은 다른 유기물이 존재하는 환경에서는 살균효과를 잃는다는 사실을 알아두어야 한다. 사실, 손이 더러운 상태라면 알코올로 손을 닦는 것으로는 살균효과를 기대할 수 없다. 일단 비누로 손의 더러움을 제거한 후 수용액 상태의 알코올로 헹구어 내어야 한다. 알코올 수용액으로 닦아내는 것으로 손씻기를 대신할 수 있다고 생각하는 것은 오산이다. 알코올 성분이 있는 손 소독제는 보조제일 뿐이므로 치과병원과 같은 특정한 경우에만 유용하게 쓰일 수 있다.

목적에 맞는 살균제를 사용해야만 제대로 된 살균효과를 볼 수 있다. 집을 청소할 때에도 마찬가지이다. 살림을 할 때, 가장 흔히 범하는 실수가 더러움을 깨끗하게 닦지 않은 채 강력 살균제를 사용하는 것이다. 집안 여기저기에 남아 있는 유기물과 먼지는 세균의 자양분이 된다. 그러니 바닥에 눌어붙은 음식물 찌꺼기 등을 제거하지 않은 상태라면 아무리 강력한 살균제를 써도 소용이 없다. 우선 이런 오물들을 깨끗이 걷어낸 다음, 오물이 묻어 있던 자리에 살균제를 써야만 한다. 요컨대, 집안을 청결하게 하려면 계속 문질러 닦아야 한다는 말이다. 이 방법이 가장 간단하면서도 효과가 크다.

요즘 한창 인기를 끌고 있는 항균 티슈는 더러워진 표면을 잘 닦아주지 못해 살균효과를 기대하기 어렵다. 제대로 된 청소를 하지 않은 채 이런 제품으로 대충 닦는 것으로 집안이 깨끗해졌다고 착각해서는 안 된다!

흔히들 저지르는 실수가 한 가지 더 있다. 보다 큰 효과를 보겠다고 세제를 과다하게 사용하는 것이다. 그러나 제품 포장에 표시되어 있는 적정사용량은 실험에 의해 최적의 효과를 낼 수 있는 양을 계산해 놓은 것이라는 점을 알아두도록 하자. 그보다 많은 양을 사용하게 되면 더 깨끗해지기는커녕 괜한 찌꺼기만 남기게 될 수 있다. 게다가 과다한 양의 살균제품을 사용하게 되면 독성물질에 의한 기관지염이나 알레르기 질환이 나타날 위험이 있다.

여러 가지 종류의 살균제를 함께 사용하는 것 역시 위험하다. 화장실을 청소할 때, 청소와 살균을 한꺼번에 하겠다며 흔히 '락스' 라고들 하는 염소계 살균제와 암모니아 성분의 제품을 함께 쓰는 사람들이 있다. 그러나 이들 성분들은 눈에 브이지 않는 화학반응을 일으켜 기관지에 치명적인 해를 입히는 염소가스를 만들어낸다.

마찬가지로 암모니아 원액을 염소 소독제에 섞을 경우에는 폐를 상하게 하는 독성물질인 클로라민이 발생한다.

한 가지 더 알아두어야 할 것은, 산성 물질을 함유한 물때 제거제 같은 제품과 락스가 섞이면 2염화물이 형성되어 기침과 호흡기 장대가 일어날 수 있다는 사실이다.

마지막으로 잘못된 상식을 하나 더 짚고 넘어가도록 하자. 여전히 화장실과 관련된 것이지만 이번엔 종류가 좀 다르다. 레스토랑에서 가끔 볼 수 있는 자동 변기커버 청소 시스템에 관한 이야기이다. 이 기계는 버튼을 누르면 변기커버가 돌아가면서 청소가 된다는 장치이다. 그러나 이런 기구들의 기능이라고는 안쪽으로 말려들어간 부분에 솔질을 한 번 해주는 것뿐으로 소독은커녕 이전에 묻어 있던 세균들을 커버 위에 고스란히 재정리해주는 것밖에 없다고 보아도 좋다. 반대로 한 번 돌아갈 때마다 새 비닐 시트가 덮여 나오는 장치는 위생적인 면에서 손색이 없는 훌륭한 제품이다.

네일숍, 미용실에서 사용하는 도구들은 살균된 것들인가?

언뜻 듣기에 우스꽝스럽게 느껴지는 질문일지도 모르나 반드시 짚고 넘어가야 하는 중요한 문제이기에 이야기를 꺼냈다. 만약 여러분이 수술을 받아야 하는 상황에 놓여 있고 수술이 시작되기 한 시간 전, 거울벽 뒤에서 수술실의 준비과정을 지켜보게 되었다고 상상해 보자. 의사는 막 이전 환자의 수술을 마쳤고 더럽혀진 수술 도구들을 닦으려 하고 있다. 물론 그 도구들은 여러분의 수술에 다시 사용될 것들이다. 의사는 정체불명의 소독제에 적신 솜으로 메스 등을 한 번씩 문질러주고는 푸른색 불빛을 내는 기계 안에 잠깐 넣었다 꺼낸다. 자, 이것으로 여러분을 위한 수술 준비가 모두 끝났다. 이런 광경을 보게 된다면 기분이 어떻겠는가? 불쾌하기가 이루 말할 수 없을 것이다. 해결 방법은 단 한 가지, 수술이고 뭐고 재빨리 도망치는 것뿐이다. 그런데 네일숍이나 미용실들에서는 대부분 이런 식으로 도구 살균을 한다. 현미경으로 확대해 보면 그 도구들에 붙어 있는 엄청난 수의 바이러스와 세균에 여러분은 아마 경악을 금치 못할 것이다. 다른 곳이라고 사정이 다르지는 않다.

사실, 피는 간염이나 에이즈 같은 심각한 질병을 옮기는 매개체이기 때문에 다른 사람의 피가 묻은 도구는 완벽하게 살균소독이 되어야 한다. 그런데 미용실이나 네일숍에서 머리를 깎거나 발톱, 손톱 손질을 하다 보면 칼이나 가위에 베이게 되는 일이 다반사다. 베인 상처에서 피가 흐르면…… 그 다음은 더 이상 말하지 않아도 될 것 같다. 여러분보다 먼저 손질을 받은 손님들 중에 간염 환자나 에이즈 환자가 있었다면, 여러분은 감염된 수술도구로 수술을 하는 외과의사에게 맡겨진 것과 다름없는 상황에 처하게 된다. 즉 자신도 모르는 사이에 위험한 전염병에 감염될 위험을 안게 되는 것이다.

여러분이 다니는 미용실이나 네일숍의 경우를 다시 생각해보자. 물론 고객들의 안전을 생각해 한 손님에게 사용한 도구들을 완벽하게 소독하는 미용사나 네일 관리사들도 있다. 반면 양심의 가책도 없이 그저 소독을 하는 척하는 이들도 있다. 머리를 깎거나 손발톱 관리를 받기 전에 주저 말고 질문을 하도록 하자. 이런 장소에서는 손님들뿐 아니라 이 직종에 종사하는 사람들 자신을 위해서라도 위생 법칙은 반드시 지켜져야 한다. 일의 특성상 에이즈나 바이러스성 간염에 전염될 위험에 항상 노출되어 있기 때문이다.

즉, 제대로 살균 소독을 하는 것이 모두를 위해 불가피하다는 말이다. 그러나 문신사와 피어싱 시술사들의 경우에서 살펴본 것과 마찬가지로 미용사와 네일 관리사들 중에도 그저 살균을 하는 척만 하는 이들이 있다는 것이 문제이다. 아무런 효과가 없는 살균법 중에 도구에 알코올을 묻힌 다음 불에 그슬리는 방법이 있다. 보통의 경우, 균을 없앨 만큼 충분한 온도까지 달구어지기도 전에 도구를 불에서 꺼내므로 이 방법으로는 살균효과를 낼 수 없다. 불은 정화의 상징이고, 알코올은 살균의 상징이라고나 할까. 다시 한 번 반복하겠다. 미용도구들 역시 원칙에 맞추어 살균 소독이 되어야 한다. 증기 소독기에 넣고 압력과 증기를 이용하여 살균하는 것이 가장 효과적이고 믿을 만하며 손쉬운 방법이다. 증기 소독기를 갖추지 못했다면, 도구들을 박테리아, 바이러스, 곰팡이, 포자들을 죽일 수 있는 강력한 살균제 안에 15분 이상 담가 두어야 한다.

살균의 목적은 어떤 도구 위에 존저하는 세균을 전체적으로 없애는 데에 있다. 그 세균이 병원성이건 아니건 상관없다. 그러나 현실적으로 이 목적을 달성하기가 쉽지 않다. 다행히 완벽한 살균과정을 거친 경우라면 살균 후에도 세균이 발견될 경우는 백만분의 일의 비율이라고 보고된 바 있다. 제대로 살균한 도구는 밀봉해 놓으면 몇 달 동안이고 안전하게 보관할 수 있다.

순한 담배 스캔들

위생문제는 미생물, 세균, 바이러스 및 달갑지 않은 기생충과 관련되어 있으나 우리의 일상생활이나 식생활, 스포츠, 직장생활 등과도 관련이 깊다. 그러므로 니코틴 중독 역시 그 적용범위 안에 포함되고 그와 관련한 잘못된 상식들도 만연해 있는 것이 사실이다. 그 중에서도 순한 담배에 관해 잘못 알고 있는 사람들이 무척 많은 것 같다.

여러 과학적 실험 결과 '라이트' 담배를 피우는 사람들 중 3분의 1이 순한 담배가 건강에 덜 해롭다고 믿고 있는 것으로 나타났다. 정말 잘못 알고 있는 것이다.

과학자들이 보통 담배를 피우는 흡연자들과 '라이트' 담배를 피우는 흡연자들의 소변에서 검출된 독성물질의 양을 조사해보았다. 결과는 명확했다. 두 그룹에서 발견된 독성물질(메틸니트로자민과 피리딘부탄올)의 양은 같았다.

아마 순한 담배를 신봉하는 이들은 이 수치에 충격을 받았을 것이다. 두 가지 담배의 성분함량이 다르다는 근거를 내세우며 실험 결과를 강하게 반박하는 사람들도 있을 수 있다. 이런 모순은 사실 쉽게 설명된다. 순한 담배를 피우는 사람들은 혈액 속의 니코틴 치를 보충하기 위해 더 자주, 그리고 더 강하게 흡입한다. 게다가 '라이트' 담배가 건강에 덜 해로울 것이라는 착각 때문에 순한 담배를 피우는 사람들일수록 금연을 하겠다는 의지가 더 약하다는 점도 관찰되었다. 결국 순한 담배를 피운다고 해서 건강을 덜 해치는 것은 아니며 폐암의 위험이 줄어드는 것도 아니라는 것이 입증되었다. 순한 담배가 유행하고 있음에도 불구하고 폐암의 발생빈도는 오히려 증가하고 있어

이런 담배가 보건학적인 측면에서 전혀 도움이 되지 않는다는 것이
여실히 드러났다.

위생과 안전 : 우리가 상상하는 것만큼 안전하지 않다

위생에 관한 잘못된 상식들 중에서 마지막으로 다루어보고 싶은 부
분은 바로 노인 생활의 질에 관한 문제이다. 나이가 들어감에 따라 스
스로의 생활을 감당하지 못하게 되는 노인들은 자식들을 비롯한 주
변인들로부터 위탁시설에 들어가라는 권유를 받게 된다.

"어머니, 양로원에 들어가시면 훨씬 편하게 지내실 수 있어요. 저
도 어머니 걱정에 하루도 편할 날이 없단 말입니다. 이렇게 혼자 사시
다가 무슨 일이라도 당하시면 어쩌시려고요? 혹시 넘어지기라도 해
보세요. 갑자기 달려와 도와줄 사람도 없고, 의사를 불러줄 사람도 없
잖습니까? 양로원에 가시면요, 항상 대기하고 있는 사람도 있고 친구
도 사귀실 수 있어요. 허리 아프신 게 도지면 괜찮아지실 때까지 침대
에 누워 계실 수도 있고, 장 보러 가실 필요도 없고……"

참 설득력 있는 말이다. 혹시 여러분들도 한 번쯤 해 본 적이 있는
것은 아닌지? 안전을 핑계로 부모에 대한 부담을 덜어보려는 발상에
서 비롯된 이런 대화는 어느 가족에게서나 볼 수 있는 흔한 일이 되어
버렸다. 그러나 위험은 오히려 우리가 생각하지 못한 곳에 도사리고
있다.

먼저, 노인들의 허리 통증에 대해 생각해보자. 의학적 연구 결과,
활동적인 환자일수록 허리 통증이 지속되는 시간이 짧다는 사실이
증명되었다. 사실 침대에 누워 있는 것은 증세를 악화시킬 뿐이다. 또

단체생활을 하는 노인보다 혼자 생활하는 노인에게 닥칠 수 있는 위험요소의 가짓수가 더 적었다. 사람이 노화하면 면역체계의 기능도 현저히 떨어지므로 노인들은 그만큼 전염병에 걸릴 확률이 높다. 그러므로 한 공간 안에서 생활하는 노인들 중 한 명이 전염병에 감염되면 놀이방이나 학급에서와 같은 현상이 벌어지게 된다. 즉 차례로 돌아가며 서로를 감염시키는 악순환이 일어나게 되는 것이다. 단체생활은 전염병이 퍼지기에 좋은 조건을 제공하고 특히 노인들이 모여 사는 것은 아주 위험한 상황을 초래할 수 있다.

또, 몸을 움직이지 않으면 건강에 여러 가지 문제가 생기게 된다. 색전증(thromboembolism, 혈전이 혈관을 막는 증상—역주)이나 정맥염(phlebitis, 정맥 혈관에 생기는 염증으로 혈전이 형성된다. —역주), 혹은 폐색전증(pulmonary embolism) 등의 증세가 나타날 수 있고 근육조직과 뼈의 약화속도도 빨라진다. 폐활량이 적어지고 기도 막힘과 기침도 잦아진다. 스스로의 생활을 관리하고 책임질 필요가 없다고 느끼는 노인들일수록 잘 넘어지는 경향이 있다. 그리고 단순한 감기 같은 흔한 질병에 대한 저항력도 현저히 떨어지게 된다. 통계적으로 혼자 생활하는 노인이 낙상으로 사망하는 경우의 수와 단체생활을 하는 노인들의 사망률을 비교해본다면, 자기 집에서 살면서 위험을 감수하겠다는 부모를 말릴 자식들은 한 명도 없을 것이다. 그러나 문제는 노인들을 잘 돌보지 못하고 있다는 양심의 가책에서 해방되고자 하는 주변인들에게 있다.

제2부
맛있게 드세요

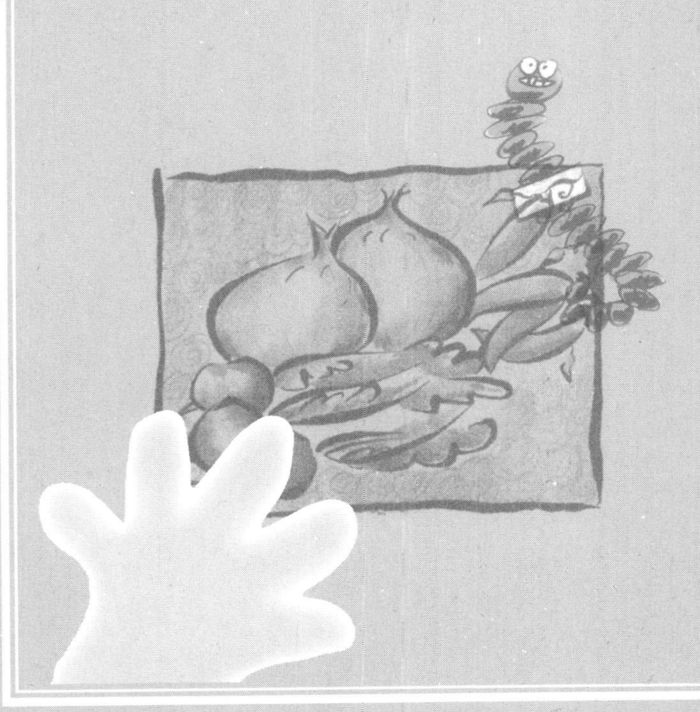

　전보다 잦아진 여행과 관광, 세균과 미생물의 저항력 증가, 기본적인 위생법칙의 무시로 인해 질병이 발생하고, 근절되었다고 믿었던 전염병들이 재발하며, 그로 인해 다른 질병들이 유발된다는 사실을 확인해보았다. 다음에 계속될 내용들로 인해 여러분은 식욕을 잃을 수도 있다. 그러나 아직도 해야 할 이야기가 많이 남아 있다. 점점 더 많은 위험 요소들이 우리의 식탁을 노리고 있기 때문이다.

칼질로 생명을 지키자

"빵을 칼로 잘라 먹지 말라는 법은 없다."
— 프랑스 과들루프 지방의 속담

몇 년 전의 일이다. 터키에서 휴가를 보내던 중 무화과 가공공장을 견학할 기회가 생겼다. 작열하는 태양 아래 서 있는 하얀색 집들이 너무나 눈부셨던 나머지 과일을 처리하는 작업실 문을 밀고 안으로 들어섰을 때, 시야적응을 채 하지 못한 나는 앞을 거의 분간할 수가 없었다. 주변이 그저 까맣기만 했다.

어둠 속에서 희미한 웃음소리가 들려왔다. 그리고 눈도 차츰 어둠에 익숙해지기 시작했다. 우선 확인할 수 있었던 것은 내 셔츠가 자줏빛으로 변해 있었다는 점이었다. 작업장 내부에는 디스코텍에서 사용될 법한 어두운 조명이 밝혀져 있었다. 낯선 환경에 눈이 익숙해지자 열 명 남짓한 소녀들이 손에 칼을 들고 과일을 만지고 있는 것이 보였다. 마치 과일을 가지고 노는 듯한 광경이었다. 소녀들에게 가까이 다가가보니 어째서 실내를 그렇게 어둡게 해놓았는지를 이해할 수 있었다. 어두운 조명은 과일 표면의 얼룩을 부각시켰다. 육안으로는 구별하기 힘든 그 얼룩이 어두운 조명 아래에서는 야광빛으로 번뜩이는 것이었다. 얼룩의 정체는 아플라톡신이라는 발암성 독소. '식품 사고를 미연에 방지하고자 하는 공장측에서 과일의 선별을 요구하기 때문에 칼로 그 부분을 도려낸다'고 자크 에스티엔느 교수가 설명해주었다.

이 이야기는 식품으로 인한 위험이 곳곳에 도사리고 있다는 점을 상기시켜 준다. 우리가 생각지도 못했던 곳에서 식품사고가 발생할 수 있는 것이다. 이런 위험에 맞설 수 있는 훌륭한 무기가 바로 칼이다. 그 이유와 방법에 대해 알아보기로 하자.

친환경식품이라고 안심할 수는 없다

유기농법은 건강한 자연과의 관계를 회복하고자 하는 인간의 의지를 반영하는 것으로 인공적인 수단을 배제하고 땅이 가진 재배능력에 의존하는 농사방법이라고 할 수 있다. 단지 유기농식품을 선별하는 기준이 재배방법에만 국한될 뿐, 식품 자체가 가지고 있는 성분과는 상관이 없다는 것이 문제가 된다. 조금 더 자세히 알아보기로 하자. '친환경 농산물' 인증을 받기 위해서는 생산 및 출하과정에서 엄격한 규제를 거쳐야 한다. 물론 화학비료의 사용은 금지되어 있다. (우리나라의 친환경농산물 인증 마크는 유기농산물, 무농약농산물, 저농약농산물로 구분되어 있으며 저농약농산물 인증은 생산단계에서 화학비료를 권장량의 1/2로 줄여 사용한 농산물, 그리고 잔류농약이 식품의약품안전청장이 고시한 '농산물의 농약잔류허용기준'의 1/2 이하인 농산물을 대상으로 발급된다. -역주) 그러나 재배된 농산물의 성분에 대한 조사는 실시되지 않는다. 어떤 농부가 계곡 아래쪽에 있는 밭에서 유기농법으로 무를 재배한다고 치자. 비가 오면 위쪽에 있는 밭에서 흘러내린 농업용수가 유기농 무밭으로 흘러들어오는 것은 당연한 일. 이렇게 화학비료에 노출되었음에도 불구하고 이 무는 '친환경 농산물' 이라는 인증 마크를 달고 시중에 유통된다. 소비자로서는 상상도 못할 일이다.

또 '친환경 농산물' 인증 기준은 나라마다 다르다. 유럽만 해도 다른 곳에 비해 기준이 덜 엄격한 나라들이 있다. 결과적으로 시중에 유통되고 있는 '친환경 농산물' 들의 화학물질 함유량에는 큰 차이가 있다. 게다가 보통 알려진 것과는 달리 유기농 농산물과 일반적인 능산물은 영양적인 면에서도 다르지 않다. 비타민을 비롯한 여러 영양소의 함유량은 다 같다.

'친환경 농산물' 을 먹는다는 것은 상당히 바람직한 행동이다. 그러나 이는 영양이나 건강과 관련된 문제라기보다는 인생관에 관한 것이라고 하는 것이 맞을 것 같다. 또, 소비자들이 '친환경 농산물' 이라는 인증을 맹신한 나머지 채소나 과일을 먹을 때 주의해야 할 기본사항들을 잊어버릴 수 있다는 점이 문제가 될 수 있다.

사과 껍질에 있는 갈색 반점을 조심하라

유기농법으로 재배한 사과를 생각해보자. 우선, 유기농법이라는 말에 신뢰감이 생길 것이다. 사과는 친환경농산품 중에서도 특히 인기가 높은 품목이다. 문제는 사과가 곰팡이들 사이에서도 인기가 높다는 데에 있다. 일반적으로 사과 곰팡이는 껍질에 갈색 반점을 남긴다. 그러나 종류에 따라 파튤린(patulin)이라는 발암성 독소를 분비하는 곰팡이들이 있다. 사과들은 모두 이 곰팡이에 노출되어 있으나 '전통적인' 농법에서는 살충제—이 경우에는 곰팡이를 죽이는 약제—를 사용하여 과일을 보호하고 곰팡이의 번식을 억제한다.

즉, 유기농 사과를 먹으면 '보통' 사과를 먹는 것보다 오히려 파튤린에 노출될 확률이 더 높다는 것이다. 그렇다고 해서 친환경농법으로 재배한 사과에 등을 돌린다면 그건 또 너무나 애석한 일이다. 이런 위험을 극복할 수 있는 간단한 방법이 있다. 사과를 한 입 가득 깨물기 전에 칼을 들고 갈색 반점을 도려내면 된다. 마치 외과의사가 된 듯 정교하게 말이다.

여러분의 목숨을 불태우지 말라

바비큐는 다 함께 즐길 수 있다는 점 외에도 식재료를 건강하게 조리할 수 있다는 장점을 가지고 있다. 재료를 숯불에 천천히 굽다보면 기름기를 쏙 뺀 담백한 요리가 완성되기 때문이다. 그러나 한 가지 주의할 점이 있다. 고기든 생선이든 새까맣게 탈 정도로 오래 구워서는 안 된다는 것이다. 케이크나 피자를 구울 때도 마찬가지다. 음식물이 검게 타면 아주 위험한 발암물질이 된다. 음식을 태우면 역청성분이 매우 많은 PHA, 즉 벤젠 고리가 여러 개인 방향족 탄화수소가 생겨난다. 까맣게 탄 빵 껍질을 3cm 정도 먹는 것쯤을 아무렇지도 않게 생각하는 사람들이 있다. 그러나 그것은 담배 열 갑을 피우는 것에 맞먹는 위험한 짓이다! 아깝다는 이유로 까맣게 탄 부위까지 먹는 습관을 버려야 한다는 충고는 미각과 관련된 것이 아니라 여러분의 건강을 위험에 노출시키지 않기 위해서라는 것을 명심해야 한다.

자, 이제부터는 칼을 들고 까맣게 탄 부위를 잘라낸 다음 과감하게 쓰레기통에 버리도록 하자. 탄 부위가 너무 넓을 경우엔 그 음식을 아예 포기하고 다른 것을 먹는 것이 낫다. 여러분의 목숨보다 비싸지는 않을 테니 아까워할 것 없다. 가장 좋은 방법은 음식을 익힐 때 지나치게 태우지 않는 것이다. 즉, 음식물 위에 검은 점이 나타나거나 가장자리가 검게 변할 때까지 익히지 말라는 뜻이다. 한편, 돈을 좀 들이더라도 좋은 바비큐 기계를 구비하고 공해 없는 숲에서 난 숯만 골라 사용하는 것도 건강을 지키기 위한 방법이다.

또, 잘 타고 있는 숯에 새 숯을 넣은 직후에 갈비나 꼬치구이를 올려놓는 것도 좋지 않다. 이는 벤조피렌이 더 많이 발생하라고 비료를 주는 격이다.

과일 껍질을 벗겨내라. 뭔가가 항상 남아 있다!

보건당국은 국민들에게 과일 섭취를 권장한다. 과일이 건강에 좋다는 것에는 전적으로 동의한다. 그러나 과일에 함유된 비타민과 섬유질이 건강에 도움이 되는 것이지 화학물질이 그렇다는 것은 아니다! 앞서 언급한 사과의 경우에서 알 수 있었듯이 과일에는 해충과 곰팡이를 없애기 위해 살충제를 뿌린다. 그렇게 해서 해충과 곰팡이가 없어지는 대신, 과일 껍질에는 살충제 성분이 남게 된다. 이런 물질들이 우리 몸에 좋을 리가 없다.

간단한 해결방법이 있다. 칼로 과일 껍질을 벗겨내면 된다. 그러나 염두에 두어야 할 점이 있다. 과일에 함유된 비타민의 대부분은 속살이 아닌 겉부분에 모여 있다는 사실이다. 과일 껍질을 벗길 땐 구두쇠가 되어야 한다. 살충제의 해로운 성분을 없애면서도 비타민을 많이 섭취하려면 얇게, 더 얇게 벗겨내야 한다. 과일의 껍질을 벗겨내면 남아 있는 살충제 성분의 양은 10분의 1로 줄어든다. 사과 하나가 보통 스무 가지의 화학 처리 과정을 거친다는 것을 알고 있는가? 왜 과일껍 질을 벗겨내라고 하는지 이제 이해가 갈 줄로 믿는다.

그래도 껍질을 벗길 필요성을 느끼지 못한다면 다음 이야기에 귀를 기울이기 바란다. 먼저 유럽위원회가 출간한 연구보고서에 따르면, 2002년 한 해 동안 프랑스에서 소비된 과일과 야채의 절반이 살충제 성분을 포함하고 있었다고 한다. 법으로 지정된 양보다 많은 양의 살 충제 성분을 함유한 과일과 채소의 백분율이 3%였던 1996년에 비해 2002년에는 그보다 증가된 5.5%로 집계되었다. 미국에서 실시된 다 양한 연구 결과, 이들 제품을 사용하는 농부들의 특정 암 발생률(특히 뇌, 신장, 췌장)이 현저하게 증가되었음을 알 수 있었다. 살충제 성분 이 인간에게 해악을 미친다는 것은 확실하나 그 독성의 한계는 아직 도 명확하게 규명되어 있지 않은 것이 현실이다.

어쨌건 사과나 배, 토마토, 오이 등을 먹기 전에는 껍질을 벗겨 내 거나 물로 깨끗이 씻어야 한다. 그러나 껍질을 벗겼거나 씻었다고 해 서 모두 안심할 수는 없으니 주의할 것. 농약 성분 중에는 침투성이 강한 것들이 있어 수액을 타고 들어가 과일이나 채소의 속 안으로 스 며드는 것들도 있으니 조심해야 한다.

기름기 : 그릇에 남기지 않으면 고스란히 동맥 속으로

최근 몇 년 동안 우리들의 머릿속에 깊게 자리잡은 다이어트에 관 한 상식 하나는 너무 혹독한 다이어트는 건강에 도움이 되지 않는다 는 것이다. 여러 가지 연구 결과가 이 사실을 뒷받침해주고 있다. 다이어트를 실시한 비만환자의 95%가 2년 만에 원래 체중을 되찾았으며 그 중 대다수는 오히려 전보다 체중이 더 증가한 것으로 드러났다. 주변에서는 틀림없이 살을 빼 준다는 별별 다이어트 방법들을 다 동원해보아도 효과가 그리 신통치 않다는 이야기들을 많이 한다. 대체 어떻게 해야 체중을 줄일 수 있을까?

기름지고 영양이 과다한 식사 대신 건강하고 균형 잡힌 식사를 즐길 수 있는 간단한 방법을 소개하겠다. 이 방법 역시 칼의 도움이 필요하다. 우선 여러분의 접시에 담긴 고기의 지방을 칼로 떼어낸다. 갈비나 스테이크에 있는 기름기는 물론 닭껍질과 돼지고기의 지방질도 모두 제거해낸다. 이런 간단한 동작 하나면 평소에 즐기던 식단을 바꾸지 않고도 섭취 칼로리를 크게 줄일 수 있다.

또 하나, 음식을 먹는 사이에 잠깐의 여유를 부리도록 한다. 한 입 먹고 나면 포크와 나이프를 손에서 내려놓으라는 말이다. 이는 한창 주목을 받고 있는 '슬로우푸드'가 추구하고 있는 바이며 음식을 천천히 씹을 수 있는 좋은 방법이기도 하다. 음식을 먹기 전에 스트레스와 소음에서 해방된 조용한 분위기를 만들고 그릇에 담겨 있는 음식을 감상하는 시간을 갖도록 한다. 그렇게 하면 소화도 편하게 할 수 있고 뇌에 포만감이 잘 전달되어 더 먹고 싶다는 유혹을 떨쳐버릴 수 있어 불필요한 살이 찌는 것을 막을 수 있다.

몸에 좋은 감귤류

"사과나무에서 오렌지가 열리기를 바라는 건 흔히
볼 수 있는 고질병이다."

— 귀스타브 플로베르

비타민이 풍부한 감귤류는 건강에 좋을 뿐 아니라 주스를 만들어
먹거나 그냥 먹어도 맛이 아주 좋다. 다만 오렌지나 레몬, 자몽, 그리
고 귤에도 살충제 처리를 한다는 점이 문제가 된다. 그렇다면 감귤류
의 맛과 영양분을 가장 잘 지킬 수 있는 방법은 무엇일까?

전기 즙 짜개를 치워버려라

우선, 과일즙을 낼 때에는 조금 수고스럽더라도 손으로 눌러 짜라
는 조언을 하고 싶다. 기계를 사용하여 압력을 주다보면 껍질에 남아
있는 살충제 성분이 과일의 중심부분으로 이동하게 된다. 즉 주스 속
에 화학약품이 녹아 있게 된다는 이야기이다.

그러므로 먼저 과일을 깨끗이 씻은 다음 손으로 눌러 즙을 내는 것
이 바람직하다. 이런 동작은 손목 근육을 단련시켜주기도 한다. 또,

과일즙은 짠 즉시 마셔야 비타민 C를 최대로 섭취할 수 있다. 비타민 C는 공기와 빛에 닿으면 금방 산화해버리는 성질을 가지고 있기 때문이다.

껍질은 정중히 사양하라

홍차나 소다수를 대접할 대, 레몬조각을 띄워 내는 경우가 많다. 열대지방에서 음료수를 마실 때, 음료에 띄워 나온 얼음을 얼른 빼내야 하는 것과 마찬가지로, 차나 소다수에 들어 있는 레몬조각 역시 재빨리 걷어내야 한다. 레몬조각에 독성물질과 세균이 들어 있을 위험이 있기 때문이다. 범인은? 이번에도 역시 살충제이다. 레몬은 티아벤다졸(thiabendazole, 곰팡이 방지제), 베노밀(benomyl, 농약의 일종)을 비롯한 여러 가지 화학물질 처리과정을 거친다. 이런 것들은 우리의 호르몬 체계와 기능에 이상을 가져오는 위험한 물질이다. 그런데 소다수나 홍차에 띄운 둥근 레몬조각에서는 서서히 이런 물질들이 배어나온다. 결과적으로 여러분은 자신도 모르는 사이에 화학물질이 희석된 음료를 마시게 되는 것이다.

물론, 음료에 배어나온 화학물질의 양은 매우 적다. 그러나 방심해선 안 된다. 이런 식으로 화학물질이 들어간 음료를 자주 마시다보면 바람직하지 않은 결과를 얻게 될 위험이 커지게 된다.

담배를 예로 들어보자. 흡연자의 건강은 하루에 피우는 담배의 양보다 담배를 피워온 햇수에 더 깊게 연관이 되어 있다. 만일 하루 흡연량이 두 배로 늘면 암에 걸릴 위험도 두 배가 되지만 담배를 피워온 햇수가 두 배가 될 때에는 암에 걸릴 위험이 스무 배로 늘어난다.

레몬 껍질 탄 물을 20년 동안 마신다면 어떻게 될지는 여러분의 상상에 맡기겠다.

민감도에 관한 문제

독극물질에 관한 민감도는 개인별로 차이가 있다. 개인이 가지고 있는 유전자에 따라 같은 위험에 대해 각 조직의 반응이 다르다는 말이다. 이런 차이는 유전자 검사 결과 분명히 드러났고 특히 암에 대한 민감도가 많이 다르다는 점이 밝혀졌다. 예를 들어 GSTM처럼 결장암에 민감한 유전자가 발견되었던 것이다. 이 유전자를 가지고 있는 사람이 육류를 섭취할 경우에는 암에 걸릴 위험이 크다. 그러나 이런 사람들은 극히 소수에 불과하기 때문에 얼마 되지 않는 확률 때문에 모든 사람들이 고기를 먹지 않겠다고 하는 것도 당치않다.

또 시토크롬 P450이라는 유전자를 가진 사람이 흡연을 할 경우, 폐암에 걸릴 위험이 보통 사람들보다 30배 높다는 연구 결과가 보고된 바 있다. 이 유전자를 보유한 사람들 역시 극소수에 불과하다. 어쨌거나 이런 민감도는 각 개인의 특성에 맞는 건강법이 따로 있다는 사실을 알려준다. 자신의 유전적인 특성을 알면 각자의 유전자에 적합한 생활방식을 따를 수 있고 건강상의 위험을 예측할 수도 있으며 몸의 저항능력을 알 수 있다.

그러나 '위험한' 유전인자가 모두 밝혀지려면 아직도 한참을 기다려야 하고 유전자 검사는 특정한 사유가 있어야만 실시할 수 있는 것이 현실적인 상황이다. 우리 중에 살충제에 함유된 화학물질에 특별히 민감한 사람들이 있을 수 있다는 점은 충분히 생각해 볼 수 있다.

그러므로 괜한 위험을 감수할 필요가 없다. 손으로 과즙을 짜먹고, 홍
차나 소다수에 들어 있는 레몬조각을 빼내고, 수확 후에 화학약품 처
리를 하지 않은 감귤제품을 선택하도록 하자. 그렇게 하면 매일 조금
씩 독극물이 우리 몸에 쌓여가는 위험을 막을 수 있다.

카페 종업원의 복수

"모든 사람에게는 아무리 적게라도 복수할 권리가
있다."

— 그레이엄 그린

자기 집에서야 얼마든지 위생적으로 생활할 수 있지만, 밖에서까지
그 상태를 유지하기란 여간 힘든 노릇이 아니다. 단체생활이나 공공
장소에서도 사정은 다르지 않다. 식당을 예로 들어보자. 깜짝 놀랄 만
한 일들이 여러분을 기다리고 있다. 앙기나(구협염口峽炎)에 걸린 요리
사가 니스풍 샐러드에 대고 기침을 했다면 48시간 후, 그 샐러드를 먹
은 사람들에게서 같은 증세가 나타날 수 있다! 믿기지 않을 수도 있으
나 이런 식의 전염 사례는 이미 수차례 보고된 바 있다. 해외주둔 프
랑스 제5연대(5e RIAOM)에서 발생한 재난을 예로 들어보겠다.

1991년 9월 19일 목요일, 지부티(Djibouti)에 주둔한 프랑스 연대의
간호병은 순식간에 몰려든 수백 명의 환자에게 둘러싸이게 되었다.
총 784명의 병사 중 304명이 동일한 병에 걸린 것이었다. 환자 전원이
침을 삼킬 때 통증이 따르는 구협염 증세와 39°C에 달하는 고열과 두
통, 그리고 극심한 피로증세를 보였다. 그 중에는 혼자 서 있지 못할
정도로 병세가 심각한 병사들도 있었고 설사와 구역질 같은 소화기

장애를 일으킨 병사들도 있었다. 병사들은 증세의 강도에 따라 세 개 그룹으로 나뉘었다. 총 환자수의 8%에 해당하는 병사들이 경증환자 그룹에, 80%가 중증환자 그룹에 포함되었다. 40°C가 넘는 고열과 탈수 증세를 보인 12%는 고중증환자 그룹으로 구분되었다. 고중증환자들은 냉방이 되는 입원실에 배치되었다. 외부온도가 섭씨 45도 이상이었고 습도는 70%에 달했기 때문이다.

다행히 연대내의 환자들은 항생제와 해열제를 사용한 치료 덕에 전원이 회복되었다. 그러나 군 당국은 전염병 확산의 이유와 경로를 밝히겠다는 의지를 보였다. 감염된 환자들의 목구멍에서 추출한 견본에서는 연쇄상구균이 발견되었다. 모든 환자들이 같은 특성을 나타냈으나 유독 한 환자에게서 측정된 항체가(抗體價)가 다른 병사들보다 높았다. 그 환자가 바로 부대의 요리사였던 것이다.

이러한 발견으로 사건의 전말이 밝혀졌다. 감염의 근원은 점심식사의 전채 요리로 제공된 니스풍 샐러드였다. 요리사는 인두에 A형 연쇄상구균을 보유하고 있었고 자신도 모르는 사이에 요리 재료의 일부에 대고 기침을 했다. 결국 높은 외부기온에서 왕성하게 증식한 세균들이 일을 벌인 것이다.

이 일로 인해 6일 동안 연대의 작전수행능력은 거의 발휘되지 못했고 가장 오래 입원한 병사는 60일 간이나 병실에 있어야 했으며 총 608일분에 달하는 업무가 밀리게 되었다.

목숨을 앗아가는 침

앞에서 다루어본 사례에서처럼, 식당 종업원이나 요리사가 은연중에 음식그릇에 대고 기침을 할 때 우리에게는 큰 위험이 닥칠 수 있다. 최악의 경우, 그들이 모욕적인 언사를 퍼붓는 손님에게 복수할 요량으로 몰래 음식에 침을 뱉을 수도 있다!

이런 경우에 우리에게 닥칠 위험이라면 구체적으로 어떤 것들이 있을까? 여러 가지 변수가 있지만 우선 감염된 침이 음식에 튄 순간부터 그것을 먹게 될 때까지의 시간부터 생각해보기로 하자. 식당에서처럼 몇 분 만에 음식이 식탁 위로 날라져 올 경우라면 위험은 그리 크지 않다. 그러나 배식시간이 보통 두세 시간 가량인 급식소라면 이야기가 다르다. 시간이 흐를수록 세균이 번식하여 '전염력을 갖게 될 최소한의 수', 즉 병을 일으킬 수 있는 충분한 숫자로 불어나기 때문이다.

음식의 종류도 중요한 변수로 작용한다. 국물이 없는 음식에 들어간 세균은 비교적 천천히 증식한다. 반면 마요네즈나 타르타르스테이크 같은 질척한 음식은 세균이 왕성하게 번식할 수 있는 좋은 환경을 제공한다. 외부 기온도 마찬가지이다. 찬 기온은 세균의 증식을 억제하지만 실온에서는 세균수가 빠르게 불어난다. 마지막으로 감염의 위험은 음식에 대고 침을 뱉거나 기침을 하는 사람의 건강에 따라 다르다. 건강상태가 좋고 보균자가 아닌 사람이라면 위험할 것이 없다. 반대로 그 사람에게 병원성 질병이 있다면 병사들 사이에 퍼진 구협염의 사례처럼 실제로 감염이 일어날 수 있다.

카페 종업원의 복수는 그가 전염성 질환환자가 아닌 이상 효과를 보지 못하고 막을 내릴 것이다. 그렇기 때문에 몇 가지 바이러스성 질병이 침으로 전염된다는 사실을 알아야 한다. 여러분의 음식에 대고 기침을 하는 요리사나 식당 종업원은 한 가지 예에 불과할 뿐, 감염된 침에 접촉할 수 있는 기회는 이외에도 많이 있다. 물론 인체 외부로 나온 바이러스는 상당히 약해지지만 덜 씻긴 유리컵이나 수저, 혹은 찻잔에 남아 있을 수 있다.

위험한 키스

키스 역시 여러 가지 바이러스의 감염경로가 될 수 있다. 그 중에서 구강 헤르페스를 예로 들어보자. 보통의 경우에는 이 바이러스에 감염된 후에도 감염 사실을 모른 채 지나가게 되고 감염자의 20% 정도만이 입과 잇몸염증, 수포, 턱 아랫부분에 생기는 갱글리언(결절종結節腫, 관절 주위에 생기는 원인불명의 낭종—역주), 고열 등의 초기 증세를 보일 뿐이다. 감염환자의 절반은 입술 주위에 수포다발이 생기는 재발 증세를 보인다. 이 바이러스는 주로 사람 사이에서 퍼지는 종류라는 점을 알아두자.

다른 예로는 단핵세포증이 있다. 감염되면 고열과 구협염, 결절종의 증세가 나타나고 비장이 부어오르는 증세가 나타나는 흔한 질병이다. 이 병의 원인은 엡스타인-바(Epstein-Barr)라는 바이러스로 침과 함께 분비되며 감염되면 일정기간의 잠복기 후에 증세가 나타난다. 감염경로로는 키스가 가장 일반적이다. 단핵세포증 환자의 80%가 이성과의 만남이 잦은 18세에서 25세 연령대에 분포하고 있는 이유가 바로 여기에 있다. '연인들의 병' 이라는 별명이 붙은 것도 무리가 아니다. 일반적으로는 간단한 치료를 받으면 낫는다.

유행성이하선염(볼거리) 같은 질병 역시 침을 통해 옮을 수 있다. 가까운 사람이 바이러스성 질환을 앓고 있을 경우에는 병이 다 나을 때까지 직접적인 접촉을 피하도록 하자.

타르타르스테이크는 위험해

"외눈안경이 뭐냐고? 안경알이 하나만 있는 안경이
지."

— 레오 캄피온

　노릇노릇한 감자튀김이나 싱싱한 샐러드가 곁들여진 부드러운 타
르타르스테이크 한 접시가 여러분의 앞에 놓여 있다고 상상해보자.
음… 군침이 돌지 않는가? 문제는 여러분도 모르게 그 맛좋은 스테이
크와 함께 촌충의 유충을 삼킬 수도 있다는 것이다.(타르타르스테이크는
날 쇠고기를 곱게 다져 소금, 후추, 양파즙 등으로 간을 해 먹는 음식이다. —역주)
촌충의 유충은 침핀 머리만한 크기의 하얀 점 형태를 하고 있으며 육
안으로는 구별하기 어렵다. 촌충의 유충을 구별하기 위해서는 여러
분의 음식 접시 위에 현미경을 설치해야 한다. 유충을 현미경으로 들
여다보면 네 개의 원형돌기와 사람의 내장 벽에 달라붙을 수 있는 빨
판을 갖추고 있다는 것을 확인할 수 있다. 촌충의 유충을 삼킬 당시에
는 아무런 감각을 느낄 수 없고 별다른 증상도 나타나지 않는다. 그러
나 몇 주 후, 그 유충은 수 미터에 달하는 탐욕스러운 성충으로 돌변
한다.

프랑스의 촌충 감염자는 일 년에 십만 명!

자웅동체의 민촌충(쇠고기촌충)은 암수 생식기를 한 몸에 가지고 있다. 성충은 사람의 장에서 몸길이가 짧게는 2m, 길게는 25m로 자라날 수 있다. 한 사람의 장 속에서 여러 마리의 쇠고기촌충이 발견되는 경우가 적지 않으므로 '무리를 짓지 않는 기생충' (우리나라에서 쇠고기촌충을 '민촌충' 이라고 하는 것은 돼지고기촌충에 있는 머리 부분의 갈고리가 이것에겐 없다는 이유에서이다. —역주)이라는 별명으로 부르는 것은 별로 적합하지 않다. 촌충은 적절한 치료가 이루어지지 않는다면 15년 동안이나 사람 몸에 기생할 수 있을 정도로 수명이 길다.

매년 6만에서 10만 명의 프랑스인들이 쇠고기촌충에 감염된다. 가볍게 보아 넘길 수 없는 이 수치는 촌충 구충제를 개발하고 있는 한 제약회사의 연구소가 제공한 데이터를 분석한 결과이다. 이 제약회사의 구충제 판매량은 일 년에 11만 5천 갑에 달한다고 한다. 이 양에서 역으로 계산해보면 위에서 말한 촌충 감염 환자의 수치를 얻어낼 수 있는 것이다.

물론 감염자의 수는 이보다 더 많을 수 있다. 촌충 감염에 관한 일종의 터부가 존재하고 있기 때문이다. 프랑스에서는 주변인들에게 자신이 촌충에 감염되었다는 사실을 솔직하게 털어놓는 경우가 거의 없다. 소심한 환자들은 상담 내용의 비밀 보장이 확실한 병원에 가는 것조차도 꺼려한다. 민촌충 감염을 부끄러운 병으로 여겨 대변이나 속옷에서 고리 모양의 하얀 기생충이 나오고 소화 장애를 겪으면서도 혼자 끙끙 앓다가 견디지 못할 지경이 되어서야 의사를 찾게 되는 것이다.

이제부터라도 이런 터부를 한시바삐 깨버리고 적절한 치료를 받아야 한다. 민촌충의 감염 증세로 인해 일상생활에서 겪게 되는 괴로움은 종류도 다양할 뿐더러 이루 말할 수 없이 고통스럽다. 먼저 편절(片節)로 이루어져 있는 촌충의 몸에서는 쌀알, 혹은 국수토막같이 생긴 토막이 산발적으로 떨어져 나온다. 촌충 한 마리는 평균 천 개의 편절로 구성되어 있고 하루에 4개에서 20개의 토막을 떨어낸다. 그리고 한 토막에는 5만 개 내지 8만 개의 알이 들어 있다! 이런 편절이 대변에 섞여 나오는 것은 정말 불쾌한 일일 것이다. 이외에도 피로감, 가려움증, 소화 장애(장에 가스가 차는 경우가 많다), 고창(鼓脹, 장에 찬 가스 때문에 배가 부어오르는 증세), 구역질, 식욕감퇴, 그리고 일시적인 설사 등의 증세가 나타나는데 이들 역시 만만치 않게 사람을 괴롭힌다.

항문 부위가 자꾸 가려워 신경이 예민해진다고 호소하는 환자들도 있다. 촌충으로 인한 천식 증세를 나타내는 환자들도 가끔씩 볼 수 있다. 게다가 이런 다양한 증세들이 심리적이나 정서적인 문제로 발전하는 경우도 있다. 정확한 진단이 내려지지 않는 한 환자는 묵묵히 이런 고통을 견뎌낼 수밖에 없다. 문제를 해결하려면 의사를 찾아가 증세를 자세히 설명하고 올바른 진단을 받아야 한다.

촌충이 주는 단 한 가지 이점을 굳이 들자면 바로 체중을 줄여준다는 점이다! 민촌충에 감염되었을 경우, 체중이 10kg까지 줄어든다. 몇 년 전, 어떤 양심 없는 기업들이 작은 민촌충을 투명한 관에 넣어 팔았던 적이 있었다! 촌충을 삼킨 사람들은 체중 감량 효과를 보았다지만 대체 그게 무슨 짓이란 말인가! 다행히 프랑스 정부가 나서서 이런 무시무시한 다이어트 방법을 금지시켰다.

말이 나온 김에 위험한 상품이 넘쳐나고 있는 다이어트 시장을 한번 살펴보기로 하자. 20년 전부터 암페타민(교감신경흥분제), 이뇨제,

혹은 갑상선 호르몬제 등 수많은 '다이어트약' 들이 살을 빼고자 하는 사람들을 위험으로 몰아넣었다. 날씬해지고 싶은 욕망을 악용하는 사람들의 상상력은 여기서 그치지 않았다. 안쪽에 작은 못들이 촘촘히 박힌 허리띠를 만들어 판 제조업자도 있었다. 허리 사이즈가 늘어날 경우 피부를 압박하다 못해 뚫고 들어갈 수도 있는 장치였다! 민촌충의 판매 역시 뻔뻔스럽기 그지없는 상술이 아니고 그 무엇이겠는가.

마음을 굳게 먹고 이런 장난에 넘어가지 말도록 하자. 체중 몇 킬로그램이 불어날까봐 촌충을 몸에 키우는 어리석음을 범해서는 안 된다. 촌충은 한시바삐 없애야 하는 유해한 기생충이다. 체중은 건강한 식습관으로 얼마든지 조절할 수 있다. 민촌충을 박멸하기 위해서는 우선 기생충 감염 여부의 진단을 받아야 한다. 그런데 그 진단이 그리 쉽지만은 않다. 일단 화장실 조명이 충분히 밝지 않다는 것도 이유가 된다. 의사들이 흔히 쓰는 방법 중의 하나가 셀로판테이프 테스트이다. 항문 주위에 접착력이 있는 셀로판지를 붙였다가 떼었을 때 촌충의 알이 검출되는 것으로 감염 여부를 알아보는 방법이다.

치료는 구충제를 복용하여 대변으로 기생충을 배설해내는 방법이 쓰인다. 그러나 임산부들에게는 이 치료법을 적용할 수 없다는 점에 주의해야 한다. 임산부들뿐 아니라 우리 모두 일 년에 10만 명의 프랑스인들이 촌충에 감염된다는 사실을 염두에 두고 예방에 힘써야 함은 물론이다. 촌충 감염은 여러 가지 방법으로 얼마든지 피할 수 있다. 예방법을 짚어보기 전에 여러 선진국에서조차 그토록 많은 감염자가 발생하는 원인에 대해 알아보기로 하자.

어떤 경로로 촌충에 감염되는가?

촌충에는 여러 종류가 있지만 그 중에서도 쇠고기촌충이 특히 흔한 편이다. 프랑스에서 기르는 전체 소의 약 3%가 촌충에 감염되어 있다. 게다가 촌충에 감염된 사람들이 캠핑이나 하이킹, 혹은 업무상의 이동 중에 야외에서 대변을 보아 소들을 재감염시키기도 한다.

기차에서 용변을 보아도 같은 결과가 나타난다. 여러분들은 상상도 못하는 일이겠지만, 기차 화장실에서 배출된 인분(人糞)은 수풀을 감염시키는 주된 매개체로 작용한다. 감염된 풀을 뜯어먹은 소의 몸에 들어간 기생충은 그 소의 고기를 먹는 우리에게로 다시 옮겨진다. 한마디로 악순환이 거듭되는 것이다.

더 무서운 것은 도살장에서 육안으로만 검사한 결과 촌충에 감염되지 않았다고 확인된 쇠고기가 소매상인을 거쳐 우리의 식탁에 오른다는 사실이다. 이런 현상을 피하기 위해 일부 국가에서는 체계적인 검역 시스템을 실시하고 있다. (프랑스에도 이런 체계가 빨리 도입되기를 바란다.)

벨기에에서는 혈청을 이용한 진단법이 실시되어 큰 효과를 보았다. 그러나 아쉽게도 유럽의 다른 국가들에서는 촌충을 박멸하려는 강한 의지를 찾아볼 수 없다.

뉴질랜드는 소에 예방접종을 실시해 성공을 거두었다. 그러나 프랑스는 엄청난 비용 때문에 이렇게 효과적이고 안전한 백신을 포기했다. 도살장에서 간단한 검사로 소의 혈액을 분석하여 촌충에 감염된 소를 가려내어 도살하는 방법도 시도되었다. 그러나 역시 비용이 문제였다. 감염으로 판정되면 그 소를 기른 주인은 한 푼의 보상도 없이 소를 포기해야 했기 때문이다.

　결과는? 프랑스 사람들은 촌충을 떨쳐버리지 못하고 있다.

촌충을 예방할 수 있는 방법은?

　농산물 품질관리원과 정부당국에 의한 효과적인 통제가 실시되기를 기다리는 동안은 위생관리를 철저히 하는 수밖에 없다. 카르파치오(날 쇠고기에 기름을 입혀 살짝 구운 요리-역주)처럼 날고기로 먹을 쇠고기는 10일 동안 냉동을 해둔다. 만일에 대비하여 익혀 먹을 쇠고기 역시 얼려두는 것이 좋다.

　촌충을 없애려면 고기를 바싹 익혀야만 하는데 요즘엔 스테이크의 가장자리만 익도록 조리하거나 가운데 부분을 잘랐을 때 아예 피가 배어나올 정도로 덜 익혀 먹는 것이 대세이기 때문이다. 그 정도의 조리로는 촌충에게 치명적인 영향을 미칠 수 없고, 유행하는 쇠고기 소비형태 때문에 매년 촌충 감염자의 숫자가 증가하고 있다. 참고로 촌충은 60°C의 열을 가하면 죽는다.

　소금물로 고기를 씻는 것도 큰 효과를 볼 수 없다. 촌충을 없애려면 고기를 20% 농도의 소금물에 5일 동안 담가놓아야 한다. 반면 '이온화'라고 하는 방사선법은 촌충의 활동력을 효과적으로 감소시킬 수 있다는 것이 증명되었다. 방사능이 인체에 좋지 않은 영향을 미칠까 봐 걱정할 필요는 전혀 없다. 프랑스에서는 살모넬라균이 득실거리는 식용 개구리뒷다리만큼은 반드시 방사선 처리를 한다.

　결론적으로 쇠고기촌충을 거의 확실하게 죽일 수 있는 방법은 고기를 미리 얼리는 것뿐이다. 녀석은 -10°C의 온도에서 10일 이상을 버

티지 못한다. 이렇게 얼린 고기는 타르타르스테이크에서 잘 익힌 스
테이크까지 어떤 요리로도 안심하고 먹을 수 있다. 그러나 주의할 것.
고기를 쉽게 자르기 위해 살짝 얼릴 뿐이라면 전혀 효과를 볼 수 없
다. 진짜로 꽁꽁 얼리는 것이 중요하다.

생선이라고 무작정 좋기만 한 것은 아니다

"나는 마요네즈를 듬뿍 바른 생선."

— 에토레 스콜라
(1931~, 이탈리아의 각본가, 영화감독—역주)

2006년 1월 어느 날 아침, 아이슬란드에 사는 한 젊은이가 목구멍에 심한 가려움증을 느끼며 잠에서 깨어났다. 일부러 기침을 세게 해보았으나 가려움증은 사라지지 않았다. 마침내 손전등과 거울을 사용해 입 안을 들여다본 그는 경악을 금치 못했다. 입안 깊숙한 곳에 길이 약 4cm의 하얀 벌레가 기어다니고 있는 것이 아닌가! 엿새 전, 제대로 익히지 않은 생선을 먹으며 자신도 모르는 사이에 아니사키스(anisakis, 고래회충)라는 생선 기생충을 삼킨 것이다. 소름이 끼치지 않는가? 그러나 이런 일은 생각보다 흔하다. 다행히도 이 젊은이의 경우에는 소화관에 손상을 입기 전에 기생충을 빼낼 수 있었다.

운이 나빴던 경우를 소개하겠다. 그로부터 몇 달 후, 어떤 이탈리아인이 맹장염으로 응급실에 실려 왔다. 그러나 수술 도중, 그의 장 일부에 나 있던 구멍이 발견되었고 결국은 이 부분과 맹장을 함께 저거하는 것으로 마무리되었다. 구멍이 생긴 원인은? 며칠 전 아니사키스가 들어 있던 안초비(지중해나 유럽 근해에서 나는 멸치류의 작은 물고기—역주)를 익히지 않은 채 먹었기 때문이었다.

소화관에 치명적인 생선 기생충, 아니사키스

아니사키스는 흰 실처럼 생긴 길이 약 4cm의 생선 기생충이다. 날 생선의 살에 들어 있던 유충은 그것을 섭취한 사람의 위나 장에 기생한다. 아니사키스에 감염되기 쉬운 생선들은 청어와 정어리 종류이고 프랑스 서북쪽 해안인 망쉬나 북해, 대서양 그리고 극동지방에서 잡은 고등어에도 많다. 아니사키스는 자연산 생선에 주로 기생하고 드물지만 양식어에서도 발견되는 경우가 있다. 결론적으로는 더 값싼 생선이 더 안전하다고 할 수 있겠다!

생선회를 즐겨먹는 사람들이 응급실로 실려 오는 이유는 대부분 이 기생충 때문이다. 인체 내로 들어간 아니사키스는 장을 파고들어 복막염이나 패혈증같이 치명적인 병을 일으키기도 한다. 감염환자는 극심한 복통과 메스꺼움을 호소하고 그 증세가 위염이나 기타 소화기질환과 비슷하기 때문에 진단이 쉽지 않고 가끔 위궤양이나 기타 장질환으로 오진을 받는 경우도 있다.

진단에는 여러 가지 요인들을 참고할 수 있는데 먼저 혈액검사를 통해 호산성백혈구의 증가 여부를 알아볼 수 있다. 호산성백혈구가 증가했다면 몸에 기생충이 있거나 알레르기 증세가 나타나고 있다는 것으로 해석할 수 있다. 내시경 검사법이나 전신마취 후 생체조직검사를 행하는 방법도 있다.

그러나 장에 생긴 구멍은 응급상황에서 개복수술을 할 때가 되어서야 발견되는 경우가 대부분이다. 즉, 배를 째 보아야 확실한 진단을 내릴 수 있다는 말이다. 이런 진단상의 특성은 스페인의 라모스 교수가 이끄는 수술팀이 장 부분 절제술 실시에 관한 보고서를 펴낸 이후에 더욱 확실해졌다. 프랑스 의료계 역시 같은 입장을 취하고 있다. 아니사키스 감염이 의심되는 환자가 몇 주 전 생선회를 먹었다면 반드시 '개복수술'을 해 볼 것을 권하고 있는 것이다.

확실한 진단이 내려진 이후에도 극복해야 할 난제가 남아 있으니 일반적인 구충제로는 아니사키스 기생충을 박멸할 수 없다는 점이다. 현재로서는 내시경과 핀셋을 이용하여 기생충을 직접 잡아내는 방법 이외에는 치료법이 없는 상태이다.

아니사키스 감염에 효과적으로 대처하려면

이처럼 위험하고 검출해내기 어려운 데다가 치료마저 쉽지 않은 기생충에 대처하는 최선의 방법은 두말할 필요도 없이 미리 예방하는 것이다. 무엇보다 위생에 철저한 주의를 기울여야 하겠지만, 생선을 잡은 순간부터 위생법칙이 적용되어야 한다는 점이 중요하다. 잡은 생선은 즉시 내장을 제거해내고 재빨리 냉동시켜야 한다. 48시간 동안 냉동상태를 유지하면 아니사키스 기생충을 거의 다 죽일 수 있다. 생선을 잘 익혀 먹는 것도 한 방법이 될 수 있으나 그렇다고 해서 최근 들어 인기를 끌기 시작한 생선회를 먹지 말라고 하기도 아쉽다. 어떤 식재료든 덜 익힐수록 그 안에 함유되어 있는 영양분의 손실이 적으며 특히 생선을 익히면 몸에 좋은 비타민과 필수지방산이 열로 인해 파괴되기 때문이다.

자, 그럼 다시 한 번 기억해두자. 날로 먹을 생선은 반드시 미리 얼

려두어야 한다. 보건 법규에도 생선회는 얼린 생선으로 만들어야 한
다는 규정이 있다.(프랑스와 일본의 회는 활어를 잡은 즉시 저온에 보관했던 생
선을 이용한 선어회(鮮魚膾) 즉 싱싱회가 주를 이룬다. —역주) 가정에서는 횟
감이 선어인지 활어인지 구별하기가 쉽지만 식당에서는 주방장의 위
생관념을 믿는 수밖에 없다. 그러나 현실적으로 식당에서는 선어회
규정이 그다지 잘 지켜지고 있지 않다. 까다로운 미식가들이 씹는 맛
이 떨어지는 선어회보다 쫄깃쫄깃한 활어회를 선호하기 때문이다.

시가테라(ciguatera)

생선에는 아니사키스 같은 기생충 외에도 시가테라처럼 독성이 강
한 물질이 함유되어 있다. 시가테라 독은 카리브해 지역이나 하와이,
플로리다 등의 열대지역에 서식하는 생선에 많이 들어 있고 인도양
이나 태평양에서 잡히는 원양어에서 특히 자주 검출된다. 시가테라
독을 만드는 생물은 독화 와편모조류(Gambierdiscus toxicus)로 이 조류
를 섭취한 작은 물고기를 잡아먹은 육식성 물고기를 다시 사람이 먹
게 되는 경로로 감염된다. 문제는 이 독소가 열에 강하다는 점이다.
즉, 생선을 불에 익혀도 독성이 사라지지 않는다는 이야기이다.
시가테라 독이 인체 내로 흡수되면 몇 분 이내에서 길게는 한나절
반 만에 설사, 구토, 현기증, 그리고 마비 등의 중독증세가 나타나고
갑자기 열이 올랐다가도 싸늘하게 몸이 식어버리는 야상한 현상이
반복되며 혈압이 낮아지고 맥박이 느려진다. 때로는 호흡기의 근육
이 마비되는 치명적인 합병증으로 이어질 수도 있다. 통계적으로 시
가테라 중독 환자 백 명 중 한두 명은 사망한다.

시가테라 중독을 피하려면 바닷가에서 생선을 먹을 때 특히 주의해야 한다. 시가테라 독은 육식성 물고기나 홍바리, 창꼬치 등 비교적 덩치가 큰 물고기에 들어 있는 경우가 많고 바위틈에 사는 앵무새물고기 등에도 들어 있다. 이런 종류의 생선을 먹을 때에는 반드시 내장과 머리를 제거해야 한다. 현지인들은 경험을 통해 어떤 생선이 무슨 독이 있는지를 잘 알고 있으므로 무엇보다 그들이 먹는 대로 따라 먹는 것이 가장 현명한 방법이다.

히스타민 중독을 조심하라

독소나 아니사키스가 없는 생선이라 해도 일단 부패하기 시작하면 아주 위험해질 수 있다. 생선이 부패하면 아주 적은 양으로도 우리의 면역체계에 해를 입힐 수 있는 히스타민이라는 유독물질이 나온다. 이 물질이 인체 내로 대량 흡수될 경우에는 아주 심한 알레르기 반응을 일으킬 위험이 있다. 냄새나 맛에 이상이 없어도 생선에 함유된 히스타민의 양이 증가했다면 신선도가 떨어졌다는 의미로 해석할 수 있다.

구체적으로 히스타민에 중독되면 설사와 구토를 하게 되고 얼굴이 붉어지거나 온몸이 가려워지며 경련이 일어나기도 한다. 히스타민을 섭취한 직후나 길게는 3일 후에 나타나는 이런 증세는 몇 시간 동안 지속되는 경우도 있고 며칠을 끌기도 한다.

히스타민은 특정 생선의 피에 풍부하게 들어 있는 히스티딘이라는 아미노산이 화학적 변화를 일으켜 생성된 물질이다. 히스타민 중독의 주범은 참치나 가오리지만 고등어도 위험하기는 마찬가지다.

히스타민 중독을 피하는 최고의 방법은 역시 위생을 철저히 관리하는 것이다. 우선 생선은 반드시 냉장고에 보관해야 한다. 히스타민도 시카테라 독처럼 열에 의해 분해되지 않는다는 점에 주의할 것. 반면 히스타민을 함유한 생선에서는 부패한 생선 특유의 아린 맛이 나는 경우가 많아 중독을 미연에 방지할 수 있다. 냄새나 맛이 조금이라도 이상하다면 먹지 않는 것이 좋다.

한편, 생선의 처리 및 유통단계에서는 히스타민의 발생을 억제하기 위한 다양한 조치가 취해지고 있다.

◇참치는 잡은 즉시 피와 내장을 빼내어 히스티딘과 미생물을 제거한다.

◇참치의 히스타민 함유량이 기준치 이상이면 유통이 금지된다.

◇생선을 보관하는 궤짝에는 얼음을 채워 넣어 박테리아의 증식을 막는다.

이런 방법으로 여러 가지 위험이 눈에 띄게 감소한 것이 사실이다. 그러나 싱싱한 생선이 우리의 식탁에 오르기까지는 적당한 조건이 필수적으로 갖추어져야 한다.

중금속에 관한 진실 혹은 거짓

생선에 농축된 중금속의 해악에 관한 문제는 수많은 논란의 대상이 되어왔으나 아직까지 명확한 결론이 나지 않았다. 등푸른 생선에 풍부한 오메가 3를 섭취하려면 생선을 규칙적으로 섭취해주어야 한다는 입장과 수은을 비롯한 중금속 때문에 생선 섭취를 피하라는 입장이 팽팽히 맞서고 있다. 그러나 다양하고도 균형잡힌 식단을 따른다면 이런 문제는 얼마든지 피해 갈 수 있다.

어린 물고기나 다른 바다생물을 잡아먹는 물고기에 공해물질이 누적되는 것은 사실이다. 특히 수은 중독이 심각하다. 어종에 따라 물속에 함유된 수은을 분해하는 능력이 있는 물고기가 있는 반면 참치, 곤들매기, 황새치처럼 지방이 많고 몸집이 큰 물고기들은 몸속에 상당한 양의 수은을 축적한다. 이런 물고기들은 해양 먹이사슬의 최상단에 위치하며 중금속에 오염된 식물플랑크톤을 섭취한 동물플랑크톤을 먹음으로써 중금속 성분을 몸에 지니고 있는 작은 물고기들을 잡아먹는다.

또 한 가지 문제가 되는 것은 생선살에 축적된 수은이 메틸수은이나 에틸수은 형태의 유기수은이므로 인체에 몹시 유독하다는 점이다. 인체중금속중독의 주요 원인은 생선이다. 사람의 입으로 들어가는 전체 메틸수은의 양 중에서 80%는 생선에서, 10%는 물에서, 그리고 나머지 10%는 그 외의 다른 요소들에 기인한다. 이런 이유 때문에 당국에서는 생선의 종류별로 수은잔류허용치를 지정해놓았다.

수은잔류허용치가 생선의 종류마다 다른 이유는 각 생선의 중금속 농축능력이 다르기 때문이다. 캐나다에서는 국민들에게 황새치와 상어, 얼리지 않은 참치의 섭취를 일 주일에 한 번으로 제한하라고 권고하고 있으며, 어린이들과 출산을 앞둔 젊은층들은 이런 생선을 한 달에 한 번 이상 먹지 않는 것이 좋다고 조언하고 있다.

이처럼 영양이 풍부한 생선을 식탁에서 추방하라고 하는 것은 너무 억지스럽다. 그보다는 중금속 함량이 높은 특정 종류의 생선섭취를 제한하는 것이 바람직하다. 자신이 참치를 즐겨먹는 편이라면 일주일에 200g 이상을 먹지 않도록 주의한다. 또 되도록 다양한 종류의 생선을 먹는 것도 한 가지 중금속에 지나치게 노출되지 않을 수 있는 좋은 방법일 뿐더러 각 종류의 생선에 들어 있는 영양분을 골고루 섭취할 수 있다는 이점을 누릴 수 있다. 이런 방법은 비단 생선뿐 아니라 다른 식재료에도 적용해야 한다.

조개류도 안심할 수 없다

해물을 날것으로 먹는 데에는 프랑스 사람들을 따라올 자가 없다. 그 분야에 관한 한 세계 챔피언이라고 해도 과언이 아니다. 특히 생굴은 진짜 어마어마하게들 먹어댄다. 프랑스에서는 연간 14만 톤의 굴이 수확되는데 이 양은 유럽 전체 생산량의 80%에 해당하며 이 수치를 인구수로 나누어보면 일 년 동안 프랑스인 한 명이 2.3kg의 굴을 먹는다는 계산이 나온다. 그런데 해물에도 카드뮴이나 납, 수은을 비롯한 중금속물질이 축적된다는 사실을 알고 있는지? 생선과 마찬가지로 중금속 농축량은 수확하는 지점과 해물의 종류에 따라 달라진다. 예를 들어 굴은 홍합보다 두 배 많은 카드뮴을 축적하는 반면 납 함유량은 절반 가량밖에 되지 않는다. 또 계절에 따라 공해물질의 함유량도 심하게 차이가 난다. 굴의 카드뮴 함유량은 성숙기인 여름(여름엔 굴이 유질상태이다)에는 굴 소비가 가장 많은 겨울에 비해 현저히 낮아진다.

가리비의 경우에는 특히 주황색이 나는 부분에 중금속이 농축되어 있으므로 먹기 전에 그 부분을 제거하는 것이 좋다.

굴, 홍합, 가리비, 그리고 조가비…… 중금속 중독 때문에 이 맛있는 것들을 포기해야 할까? 그렇다면 영양적인 면에서도 손해가 막심할 텐데. 조개류를 즐겨먹는 소비자들을 보호하기 위해 프랑스에서는 물기를 제거하지 않은 어패류 살 1kg당 허용되는 중금속의 한계량을 정해놓고 엄격한 규제를 실시하고 있다. 구체적으로 수은은 0.5mg, 카드뮴은 2mg, 납은 2mg을 초과할 수 없다. 독성조류의 잔류량도 검사대상이 되고 있으며 유해물질의 함유량이 한계량을 넘었을 경우에는 유통이 금지된다.

이런 기준들이 어패류 양식업자들의 원성을 살 때도 있다. 그러나 법으로 규정된 이상 어찌할 도리가 없다. 연체동물은 바닷물에 존재하는 다양한 공해물질을 거르는 필터 역할을 한다. 어느 지점이 일시적으로 오염되었다면 그 지점에서 수확한 조개류의 오염물질 함유량이 바로 증가해버린다. 그 양을 보고 특정 해양지역의 오염대처방안이 실시될 정도이다.

여기서 주목할 점은, 조개류나 생선에서 검출되는 유독물질은 모두 인간이 만들어낸 것이라는 사실이다. 이들 유독물질의 섭취로 인한 위험을 줄일 수 있는 가장 좋은 방법은 우리의 바다가 오염되지 않도록 하는 것이다.

간을 괴롭히는 샐러드

"내가 채식을 고집하는 이유는 동물을 사랑해서가
아니라 식물이 너무나 싫어서이다."
— A. 휘트니 브라운

해마다 프랑스에서는 생각지도 못한 원인에 의한 간질환으로 입원
하는 환자들이 발생하고 있다. 들상추, 물냉이로 만든 샐러드를 먹었
을 뿐인데 말이다. 건강에 좋다는 이런 식품을 섭취한 후 오히려 간디
스토마증이라는 병에 걸렸다니, 납득이 가지 않을 수도 있겠다.

병을 일으킨 범인은 양간흡충(Fasciola hepatica)이라는 기생충. 주로
양과 소에 붙어산다는 이 기생충과 샐러드는 무슨 관계가 있는 것일
까? 양간흡충은 소나 양의 간 담관(膽管)에 기생하며 산란을 하는데 알
은 담즙과 함께 대변에 섞여 나온다. 일단 땅에 떨어진 기생충 알은
습한 환경에서 부화하여 유충이 된다. 알에서 나온 유충이 풀잎 등에
붙어 있다가 인체 내로 들어오게 되는 것이다.

양간흡충에 감염된 소나 양을 사육하는 목장 근처에서 '자연산' 샐
러드 재료를 구해 먹은 사람들은 이런 경로로 간디스토마에 걸린다.
양간흡충의 유충이 가장 들러붙기 쉬운 풀로는 물냉이, 들상추, 그리
고 민들레를 꼽을 수 있다.

자연으로 돌아가자는 사회 전반적인 분위기 덕분에 많은 도시인들이 건강에 좋고 몸에 해롭지 않은 자연산 식품을 찾고 있다. 시골에서 보내는 휴가 기간은 산이나 들에서 먹을거리를 구해보는 기쁨을 맛볼 수 있는 좋은 기회이다. 화학비료, 살충제 등을 뿌리지 않고 화학 식품첨가제도 들어 있지 않은 재료로 음식을 만들어 먹으면 해방감이 느껴지고 왠지 몸이 건강해진 것 같은 기분도 든다. 단, 문제는 자연산이라고 해서 모두 건강에 좋지는 않다는 점이다. 이미 앞에서 우기농법의 한계를 지적하며 예로 든 사과의 경우처럼 화학물질의 사용이 오히려 도움이 되는 경우도 있다. 간디스토마의 사례에서도 볼 수 있는 바와 같이 함부로 '자연산' 식재료를 그러모았다가는 대단히 위험한 상황을 맞게 될 수 있다.

간디스토마증은 가벼운 질환이 아니며 증세가 즉각적으로 나타나지도 않는다. 양간흡충에 감염된 음식을 먹은 후 약 3주가 지나서야 전반적인 몸 상태가 나빠지며 열이 오르는 최초의 증세가 나타나기 시작한다. 또 오른쪽 갈비뼈 아랫부분에 통증이 느껴지고 두드러기가 나기도 한다. 혹은 환자에 따라 최초의 증상이 나타나지 않아 감염 사실을 모르는 채 지나가는 경우도 있다.

그러나 삼 개월이나 육 개월 후에는 상황이 바뀐다. 환자는 간 부위의 통증을 호소하게 되고 미열을 경험하기도 한다. 또 피부색이 누르스름하게 변하는 황달증세가 나타나기 시작하는데 특히 눈자위가 두드러지게 노래진다. 이런 증세가 나타날 정도면 기생충이 이미 간에 자리를 잡고 담관에 염증을 일으키기 시작했다고 보아야 한다. 곧이어 황달과 열을 동반한 간장통증이 나타나게 된다.

최초의 증상이 나타난 3주째부터는 진단이 가능하다. 혈액을 채취해 면역검사를 하면 간디스토마의 유무를 알 수 있다. 증세가 좀더 심해진 후에는 대변검사를 통해 갈색의 기생충 알을 검출해 낼 수 있다.

간디스토마증이라는 진단이 내려지면 양간흡충을 없애는 치료를 받아야 한다. 치료에는 병원 약국에서만 판매가 허용된 트리클라벤다졸이 사용된다. 약을 빨리 쓸수록 높은 치료효과를 볼 수 있다. 치료에는 최소 열흘 정도가 소요되고 그 기간 동안에는 여러 가지 주의사항을 지켜야 한다. 처방대로 약을 투약했음에도 불구하고 간에 농양이 생겼다거나 황달증세가 오래 계속된다거나 담관에 염증이 생겼을 경우에는 외과수술이 불가피하다. 다행히 현대의학의 발달로 간경변증과 같은 만성 증세로 악화되는 일은 극히 드물게 되었다.

간디스토마 기생충은 피하고 보는 게 상책이다. 이제 산과 들에 자라난 풀들은 그냥 내버려두도록 하자. 굳이 자연산 샐러드를 먹고 싶다면 뜯어온 이파리를 그릇에 넣고 한꺼번에 대충 흔드는 데에서 그치지 말고 한 장씩 꼼꼼히 씻어내도록 한다. 이렇게 하면 원치 않는 이물질들을 떨어뜨리면서도 영양분을 고스란히 간직할 수 있다.

새로운 식중독

"누군가가 맛있게 먹는 음식이 누군가에게는 독이
될 수 있다."

— 파라켈수스

여태껏 몰랐던 신종 질병들이 자꾸만 나타나는 원인으로는 여러 가
지를 꼽을 수 있다. 우선 식료품의 유통이 세계화되고 있다는 점을 들
수 있다. 1997년에 일어난 일을 예로 들어보겠다. 남미에서 수입한 나
무딸기에 기생하던 사이클로스포라(Cyclospora)라는 기생충으로 인
해 북미국가 일부에 대규모 전염병이 퍼진 일이 있었다. 감염된 환자
들은 잦은 설사와 대변에서 기생충이 발견되는 증세를 보였다. 결국
항공수송과 현대기술의 발달로 인해 계절에 상관없이 세계 전역의
특산 과일을 가까운 마트에서 손쉽게 구할 수 있는 편리가 오히려 화
를 부른 셈이다.

이상하게도 외국에서 수입한 식품을 늘 다니는 마트에서 구입하면
현지에서 똑같은 것을 먹을 때보다 더 마음을 놓게 된다. 낯선 곳에
여행을 간다고 하면 우선 주변 사람들이 음식을 조심해야 한다는 충
고를 해준다. 그러다 보니 현지에서는 과일 하나를 먹을 때에도 혹시
풍토병에 걸릴 수도 있다는 걱정에 즈심을 하게 된다. 그러나 똑같은

과일, 즉 우리의 소화기에 침투할 수 있는 기생충에 감염되었을지도 모르는 수입과일이 마트에 진열되어 있을 때에는 아무 생각 없이 사다 먹는다. 만일의 사태에 대비하기 위해 먼 나라에서 수입되는 과일이나 야채를 먹을 때에는 현지에서처럼 신중을 기해야 한다. 먹기 전에 우선 물로 깨끗이 씻어내고(최소 두 번은 헹구어내야 한다) 가능하다면 껍질을 벗겨내는 것이 좋다.

음식으로 인한 감염의 예는 수도 없이 많다. 특히 수입산 붉은 열매들이 문제를 일으키는 경우가 많다. 이런 과일들을 계절에 상관없이 구입해 먹을 수 있는 것은 좋지만 치러야 하는 대가가 너무 크다. 미국 미시간에서 조사를 실시해 본 결과, 멕시코산 수입딸기를 충분히 씻지 않고 먹었기 때문에 A형 간염에 걸린 사례가 153건으로 나타났다고 한다. 열매 자체의 독성 외에도, 잘 씻지 않은 과일과 야채를 밀폐용기에 넣지 않은 채 그냥 냉장고에 보관하면 함께 넣어둔 다른 음식물들까지 감염되는 결과가 나타날 수 있다.

음식만 조심하면 되는 것이 아니다

요즘 많이 발병하는 전염성 질병의 책임을 모두 음식물에게 돌릴 수는 없다. 전염병을 일으키는 원인은 우리가 생각하는 것보다 훨씬 다양하다.

1991년, 미국 남부를 강타한 콜레라의 예를 들어보자. 콜레라균이 퍼진 원인은 한 화물선이 대량 방출한 오염수가 상수원으로 흘러들어갔기 때문이었다. (남미에 발생한 콜레라 역시 같은 경로로 퍼져나갔다는 사실이 밝혀진 바 있다.) 바다에 기름이 유출되면 곧바로 조치가 취해진다. 검은 기름띠만 보면 위험이 바로 감지되기 때문이다. 그러나 눈에 보이지 않는 미생물들이 생태계를 더 위험하기 만들 수 있다.

또 하나, 결정적인 원인은 바로 대규모 인구이동으로 인해 여러 곳의 세균이 이리저리 섞이는 현상이다. 여행객이나 이민자들을 따라 새로운 질병이 나타나는 것이다. 스웨덴에서 발표한 연구조사 결과에 의하면 자국 내에서 발견된 살모넬라균의 90%가 '수입' 된 것이었다고 한다. 결국 장염에 걸렸다고 모두 음식 탓만 하는 것은 잘못된 생각이라는 점이 밝혀진 셈이다. 그렇기 때문에 외국에서 휴가를 마치고 돌아온 후에 소화기 계통의 장어가 일어나면 대변검사를 받아보는 것이 좋다. 단순한 설사가 아니라 낯선 곳에서 얻어온 예기치 못한 병원균에 의한 것일 수도 있기 때문이다.

마지막으로 고려해보아야 할 문제는 음식물 자체가 아닌 식사 습관에 관한 것이다. 여행을 하다 보면 길거리에서 파는 음식을 급하게 사 먹거나 위생상태가 좋지 않은 장소에서 조리된 음식을 먹게 되는 경우가 있다. 이렇게 특정 세균에 면역성이 없는 사람들이 외국에 나가 새로운 식사문화에 노출되면 식중독에 걸릴 수 있다.

신종 식중독

음식을 통해 전염된다는 사실이 최근에서야 밝혀진 질병들과 여태 껏 전례가 없었던 질병들이 주는 피해가 나날이 늘고 있다. 그중에서도 리스테리아 모노사이토제네스(Listeria monocytogenes)균에 의한 리스테리아 식중독은 비교적 최근에 들어 그 위험성이 확인된 무서운 질병이다. 이 작은 세균은 4°C 이하의 낮은 온도에서도 번식이 가능한 종으로 냉장고 속에서도 증식을 한다. 낮은 온도에서는 세균이 증식하지 못하는 것이 일반적이나 리스테리아 모노사이토제네스의 경우는 예외적이다. 이 세균은 일단 음식물 속에 자리를 잡으면 냉장고 속에서건 어디에서건 질병증세를 나타낼 수 있는 최저 개체수로 불어나는 것은 시간 문제이다.

리스테리아 모노사이토제네스가 인체 내로 들어오면 약 일 주일 간의 잠복기가 지난 후 열을 동반한 감기와 유사한 증세가 나타나고 건강한 성인들은 특별한 증세가 나타나지 않아 감염사실을 모른 채 지나갈 수도 있다. 그러나 감염환자의 상태는 곧 악화되어 뇌막염이나 뇌척수막염, 수면병 등 목숨을 위태롭게 하거나 치료 후에도 신경계통에 심각한 후유증을 남기는 증상으로 발전할 수 있다.

감염된 임산부들에게서는 열을 동반한 가벼운 감기증세와 소화 장애가 나타날 수 있고 경우에 따라서는 특별한 증세가 없다가 갑자기 유산을 하게 되는 수도 있다. 신생아의 감염 비율은 약 7% 정도로 보고되어 있다.

모든 질병이 다 마찬가지지만 리스테리아증은 빨리 발견하는 것이 중요하다. 치료에는 항생제가 쓰이는데 심각한 악화증세가 나타나기 전에 서둘러 치료를 받아야 한다. 시기를 놓치면 무서운 증상으로 발전할 수 있다는 병의 특성 때문에 당국에서는 리스테리아증 환자가 발생하는 즉시 대중매체를 통해 국민들에게 알리고 병의 원인이 된 식품을 대대적으로 수거하고 있다.

그러나 가벼운 감기와 비슷한 증세를 보이는 초기증세에 근거해 리스테리아증이라는 진단을 내리는 일이 결코 쉽지 않다는 것이 문제가 된다. 반면 비슷한 시기에 어딘가에서 리스테리아증 환자가 발생했다는 정보는 의사나 환자에게 큰 도움이 된다. 그러므로 리스테리아증 환자가 발생한 경우에는 반드시 보건당국에 알려야 한다. 그렇지 않으면 더 많은 피해자가 나올 수 있다. 자동차나 약을 살 때와는 달리, 식품을 구입할 때에는 구매자에 대한 정보가 거의 남아 있지 않다. 이미 판매된 식품이 감염되었다는 사실이 후에 밝혀졌다 해도 구입한 소비자들을 추적해 일일이 알려줄 수가 없다. 최선의 방법은 대중매체를 이용해 특정 식품의 감염사실을 알려 피해를 최소화하는 것뿐이다.

흡충류(흡충류를 뜻하는 trematode라는 단어는 '구멍'이라는 의미의 그리스어 트레마trema에서 유래했다. ─원주)가 일으키는 흡충증 역시 음식으로 인한 신종 질병의 범주에 들어가며 동남아시아나 남미에서 주로 발병한다. 우리와는 상관없는 줄로만 알았던 이 기생충이 전세계로 유통되는 식품을 통해 우리의 일상에 파고들었다. 세계적으로 4천만 명이 급성간염을 일으키는 간흡충에 감염되어 있다. 급성간염은 간암으로도 발전할 수 있는 위험한 질병이다. 간흡충은 주로 민물고기를 날것으로 먹거나 덜 익혀 먹었을 때 감염된다.

마지막으로 광우병에 관한 이야기를 빼놓을 수가 없다. BSE(소해면상뇌증, 小海綿狀腦症, Bovine Spongiform Encephalopathy)는 1985년 영국에서 처음 발견되었으나 1995년에 가서야 이 병이 사람에게도 감염된다는 사실이 밝혀졌다. '변종 크로이펠트-야콥병'이라 명명된 인간 광우병이 전세계인을 공포로 몰아넣었던 것을 여러분 모두 기억하고 있을 것이다. 세계적으로 125명의 감염환자가 발생했으며 그 중 다섯 명이 프랑스인이었다. 축산업계와 보건당국은 예방에 전력을 다하고 있으나 이 질병은 좀처럼 정복되지 않고 있는 실정이다.

신종 식중독에 대처하려면

최근에 나타나기 시작한 신종 식중독에 대처하기 위해서는 여러 차원에서의 예방이 필요하다.

우선 고기와 생선을 잘 익혀 먹어야 한다. 특히 다진 고기로 만든 음식은 더욱더 신경을 써야 한다. 다진 고기는 덩어리 고기보다 세균에 감염될 위험이 더 크다. 왜 그런지 이해가 가지 않는다면 같은 양의 다진 고기와 덩어리 고기를 테이블 위에 납작하게 펴보도록 하자. 다진 고기는 얇고 넓게 퍼져 덩어리 고기보다 훨씬 큰 표면적을 갖게 된다. 표면적이 크다는 것은 그만큼 외부 물질과의 접촉이 쉽다는 것이다. 세균은 밀도가 높아 투과하기 어려운 덩어리 고기보다 들러붙을 표면이 많은 다진 고기를 더 좋아한다.

다진 고기에는 살코기뿐 아니라 광우병 유발물질이 존재할 수 있는 소의 근육조직이 섞여 들어갈 수 있어 더욱 위험하다. 이런 위험을 감소시키려면 다진 고기는 구입한 즉시 잘 익혀 먹도록 한다. 곁들여 먹는 야채나 향신료로 쓰는 풀들을 꼼꼼히 씻는 것도 중요하다.

다음은 부엌의 위생 상태이다. 가장 소홀할 수 있는 냉장고부터 점검해보기로 하자. 냉장고는 아예 청소할 생각조차 하지 않는 사람들이 있다. 정말 어처구니없는 일이다. 그건 더러운 그릇에 음식을 보관하는 것과 똑같은 것이다. 우리 눈에는 보이지 않지만 냉장고 속에는 세균이 득실거리고 있다. 냉장고 내부는 락스 물이나 식초를 이용하여 적어도 2주에 한 번 정도는 닦아주어야 한다. 또 외부에서 들여온 식재료와 다 익혀 금방 꺼내 먹을 수 있는 음식이 섞이지 않도록 정리를 하는 것도 중요하다.

남은 음식을 오랫동안 넣어두지 않는 것도 식중독을 예방할 수 있는 좋은 방법이다. (남은 음식을 오븐이나 전자레인지에 데우면 살균이 된다고 생각하는 것은 잘못된 상식이다.) 남은 음식은 과감하게 버려라. 그것이 여러분의 건강을 지킬 수 있는 길이다. 보관기간이 길어질수록 음식 속의 세균은 늘어간다. 집에서 만든 마요네즈 같은 식품은 아예 세균 배양액이라고 보아도 좋다. 직접 만든 마요네즈는 만든 즉시 먹고 남은 것은 버리도록 하자. 프랑스의 단체급식소에서는 직접 만든 마요네즈의 사용이 금지되어 있다. 대신 보다 안전한 상품화된 마요네즈를 쓰고 있다.

또 하나, 반드시 지켜야 할 사항이 있다. 요리를 하기 전과 익히지 않은 식품을 다룬 다음에는 손을 완벽하게 씻어야 한다는 것이다. 나무도마도 위생상 권하고 싶지 않다. 아무리 깨끗이 씻어내도 도마 표면 위에 난 칼자국 사이에 세균이 끼어 증식할 수 있기 때문이다.

세균 감염 예방은 인간공학적 문제이기도 하다. 감염 원인균들은 청소하기 어려운 곳에 모이기 마련이다. 일부 전자제품이나 주방용품 제조업체들이 마침내 이 점을 깨닫고 청소가 어려운 각진 제품 대신 곡선으로 디자인된 제품들과 분해하기 쉬운 제품, 즉 쉽게 씻을 수 있는 제품들을 출시하기 시작했다.

행주도 자주 갈아가며 써야 한다. 축축하고 더러운 행주는 세균의 증식을 돕는다. 그런 행주로 그릇이나 주방을 아무리 닦아 보아야 소용이 없다. 오히려 애써 닦은 물건이나 식품을 재감염시키는 결과를 낳을 뿐이다. 천으로 만든 행주보다 종이행주가 더 위생적이라는 점도 기억해두자.

그럼 수세미는? 부엌에서 쓰는 수세미에는 평균 72억 마리의 세균이 있다. 천문학적 숫자다. 해결 방법은 단 하나, 가능한 한 자주 새

수세미로 갈아 써야 한다. 휴지통은 적어도 일 주일에 한 번은 락스 물로 깨끗하게 닦아준다. 이렇게 하지 않으면 휴지통에서 나온 세균이 근처에 있는 음식물로 옮겨가게 된다.

마지막으로 임산부가 피해야 할 음식들을 되짚어보며 이 장을 마치도록 하겠다. 생우유로 만든 치즈, 훈제생선, 싹이 튼 곡물, 익히지 않고 먹도록 되어 있는 돼지고기나 거위고기 파테(다진 고기를 익혀 차갑게 식힌 전채요리-역주), 생굴 등의 날 어패류 등의 식품은 피하는 것이 좋다. 그외의 식품은 안심하고 먹어도 된다. 단, 여기서 소개하는 새로운 위생법을 따른다는 조건에서.

특별한 경우 두 가지 :
살모넬라와 대장균

"인간도 막무가내인 세균과 다를 바 없다."
— 장 지오노

식중독 종류를 다 다루어본 것이 아니다. 앞서 소개한 것들 말고도 더 있다. 그 중 대부분이 이미 우리에게 익숙한 것이며 보건당국은 전문가들과의 협조 아래 적절한 조치를 취해왔고 그로 인해 발병률을 상당한 수준으로 낮출 수 있었다. 그러나 이제부터 다루어볼 두 가지 세균성 식중독만큼은 예외적이었다. 그 주인공은 바로 살모넬라와 대장균 0 157 H7이다.

오랜 세월을 함께 해온 살모넬라균과 인간

살모넬라균은 그람 음성반응(덴마크 의사 그람Gram이 창안한 염색법으로 세균을 염색했을 때 짙은 자주색을 띠면 양성, 변화가 없으면 음성반응이라고 한다.—역주)의 성질을 가진 장내세균(Enterobacteriaceae)이다. 집단 식중독 원인균 인기순위의 1위 자리에서 물러날 줄을 모르는 이 세균은 퍼지는 속도 또한 놀라울 정도로 빠르다. 아무튼 전체 식중독의 50%가 살모넬라균에 의한 것으로 보고되고 있을 정도니 걱정이 되지 않을 수 없다. 특히 어린이들과 노인들은 치명적인 증세를 보일 수 있어 더욱 염려스럽다.

살모넬라균이 조류, 반추동물, 돼지, 설치류 등의 동물에 질환을 일으킨 것은 아주 오래 전부터이다. 그런데 이 세균은 사람에게도 비슷한 질환을 일으키고 전염성도 강하다. 최근에 발표된 연구 결과에 의하면 살모넬라에 특히 약한 유전자를 가지고 있는 사람들이 있다고 한다. 그리고 면역기능이 약한 사람들도 살모넬라균에 의한 질환을 앓기 쉽다.

감염은 보통 덜 익힌 달걀이나 다진 고기 같은 식품을 통해 일어난다. 물론 살모넬라균에 감염되었어도 세균수가 적어 먹었을 때 특별한 증세가 나타나지 않는 경우도 있다. 증세를 일으킬 수 있는 최소 세균 수는 1그램당 10만 마리. 음식을 실온에서 보관하면 금방 이 숫자가 채워지고 그 음식을 먹으면 곧 초기증세가 나타난다.

살모넬라증의 초기증세는 설사와 구토, 그리고 발열로 대부분 감염된 음식을 먹은 후 6시간에서 10시간 후에 증세가 나타난다. 더 악화되는 경우는 극히 드물지만 뇌막염, 뇌종양, 비장종양으로 발전하는 경우도 있다. 앞에서도 언급했듯이 어린이와 노인들은 탈수증으로 인해 심각한 상태에 빠질 수 있으니 특히 주의해야 한다.

이와 비슷한 증세를 보이는 환자가 집단으로 발생했을 때에는 역학조사를 실시하여 정확한 진단을 내려야 한다. 대부분의 경우 항생제를 투여하면 완치가 된다. 단, 당국은 공식적으로 집단감염이 발생했다는 사실을 반드시 발표해야 한다.

살모넬라균에 대한 백신이 존재하지 않는 현재로서는 철저한 위생관리가 최선의 예방법이라고밖에 할 수 없겠다. 이미 앞에서 여러 차레 반복했으나 반드시 지켜야 할 세 가지 황금률을 다시 한 번 짚고 넘어가도록 하자.

그 세 가지는 다름 아닌 손씻기, 저온에 식품 보관하기, 잘 익혀 먹기이다.

결국 살모넬라균에 대처하기 위해서는 재료부터 조리식품까지 음식물에 대한 엄격한 위생관리를 하는 수밖에 없다. 이는 당국에서 맡아주어야 할 몫이다. 살모넬라균보다 훨씬 강력한 대장균에 대해서도 마찬가지이다.

0 157 H7 대장균 : 살인면허를 소지한 병원균

이 병원균은 1919년에 발견되었으나 1982년에 음식물을 통해 감염된다는 사실이 증명되면서 맹독성 식중독 목록에 이름을 올리게 되었다. 목숨을 앗아갈 정도로 위험한 질환을 일으키는 이 병원균에 감염되면 적리(赤痢, 피설사)와 급성신부전증이 나타난다. 특히 어린이들의 치사율이 높고 심각한 후유증을 남기는 경우도 있다.

1996년, 일본인 학생 630명이 이 대장균에 감염되어 그 중 두 명이 사망한 사례가 있었다. 그뿐 아니라 아프리카와 유럽의 여러 나라와 호주, 미국에서도 환자들이 발생했다. 미국인들은 0 157 H7 대장균 감염에 '햄버거 병'이라는 별명을 붙여주었다. 1982년, 햄버거에 끼워 넣은 다진 고기에서 이 병원균이 발견되었기 때문이다.

그 이후, 수많은 감염사례가 보고되었고, 피해자의 수가 심히 걱정스러운 수치에 이르렀던 경우도 적지 않았다. 한 예로, 2005년에는 미국 남서부에서 0 157 H7 대장균에 감염된 햄버그스테이크를 먹고 난 후, 69명의 환자가 발생했던 경우가 있었다. 현재 미국 전체 아동의 15%가 이미 대장균에 감염된 경험이 있으며 그 중 심각한 증세로 발전하는 사례는 연중 7,500건이 보고되고 있는 실정이다.

20여 년 전부터 대장균 감염환자의 수가 급격히 늘어나고 있다. 비단 북미지역뿐 아니라 프랑스를 비롯한 세계 여러 지역에서도 독성이 강한 병원균이 창궐하고 있고 환자에 따라 심각한 후유증으로 고통을 받거나 사망에 이르기도 한다.

다진 쇠고기, 과일 주스, 저온살균처리를 하지 않은 우유, 잘 씻지 않은 상추, 생야채, 음료수, 사냥으로 잡은 고기 등 다양한 식품들이 이 병원균의 숙주(宿主)가 될 수 있으나, 그 중 쇠고기로 인한 감염 가능성이 가장 높다. 대장균은 열에 의해 파괴되지만 익혀 먹지 않는 음식도 있으니 주의해야 한다. 과일 주스를 끓여 마시거나 상추를 익혀 먹는 경우는 극히 드물지 않은가!

게다가 0 157 H7 대장균은 굉장히 위험한 특성을 가지고 있다. 이 병원균은 예를 들어 살모넬라균과는 달리 극히 적은 숫자로도 감염을 일으킬 수 있어 체내에 침투하는 균의 숫자가 대략 열두어 마리만 되어도 증세가 나타날 수 있다. 평균 나흘 가량의 잠복기 이후 환자는 묽은 설사와 같은 경미한 증세를 나타내며, 경우에 따라서는 치명적인 출혈성 결장염이나 급성신부전 증세를 보이기도 한다. 이로 인한 사망률은 2%에서 7% 사이를 오르내린다.

사정이 이러하니, 다시 한 번 예방의 중요성을 강조하지 않을 수 없다. 병원균 감염의 위험을 줄일 수 있는 효과적인 방법은 역시 예방이기 때문이다.

◇고기는 속까지 잘 익히도록 한다. 다진 쇠고기는 특히 잘 익혀 먹

어야 한다.

◇흔히들 대장균의 숙주(宿主)가 아닐 것이라고 생각하는 야채, 과일, 그리고 향신 채소들을 꼼꼼하게 씻어 먹도록 한다.

◇냉장고 안에 음식물을 보관할 때에는 익힌 것과 날것을 분리해놓도록 한다.

◇남은 음식물을 너무 오랫동안 보관하지 말고 다시 먹을 때에는 충분히 뜨겁게 데워서 먹도록 한다.

◇집에서 만든 마요네즈나 다진 고기와 같이 대장균에 감염되기 쉬운 음식물이 남았을 경우에는 지체 말고 버려야 한다.

◇조리용 도구와 도마는 한 번 사용하고 나면 잘 씻어서 말려 두도록 한다.

◇음식을 만들기 전이나, 화장실에서 나올 때에는 반드시 손을 씻는다.

위에 열거한 방법에 덧붙여 중요한 법칙 두 가지를 소개하려고 한다. 먼저, 위장염을 앓고 있는 사람들은 수영장 출입을 삼가야 하고, 절대로 남이 먹을 음식을 만들어서는 안 된다. 또 하나, 5세 이하의 어린이는 소나 송아지, 양, 혹은 염소와 직접적인 접촉을 해서는 안 된다. 이런 동물들로부터 위험한 질병을 일으킬 수 있는 병원균을 옮을 가능성이 크기 때문이다.

매년 0 157 H7 대장균이 전세계적으로 수많은 피해자를 내게 된 이유는 이러한 위생법칙을 완전히 잊었거나 부분적으로나마 무시하기 때문이라고 설명할 수 있다. 이 병원균은 이미 1세기 전부터 있어왔으나 당시에는 대규모의 식품 가공이라는 것이 존재하지 않았다. 오늘날, 0 157 H7 대장균 감염으로 인해 한 번에 수백만 명의 피해자가 속출할 수 있다. 식품업계에서는 이 대장균에 대한 강력한 규제조치를 실시하고 있으나 완벽한 대비가 이루어지지는 않고 있는 실정이다. 게다가 식품 소비자측의 실수로 병원균이 퍼질 가능성도 무시할 수 없다.

결국 0 157 H7 대장균을 피하려면 각자 개인위생에 힘쓰는 수밖에는 없다.

제3부

패닉 룸

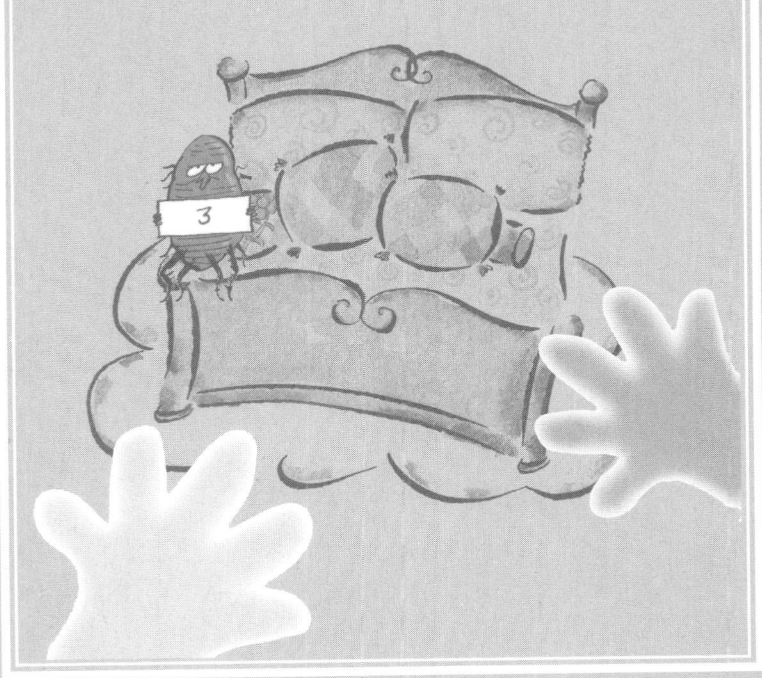

"공해라고 해봐야 창문 밖으로 카펫을 털 때 나오는 먼지가 고작이었던 시절이 있었건만……." 작가인 질베르 세스브롱의 말이다. 요즘에는 어디에나 공해물질이 천지이고 환경보호라는 주제는 이미 세계적인 이슈로 떠올랐다. 생태계를 보호해야 한다는 데에는 이의가 없다. 그러나 내가 살고 있는 우리 집부터 신경을 써야 하지 않을까? 우리의 밥상처럼, 집안 역시 눈 깜짝할 사이에 병원균의 온상이 되어버릴 수 있다. 전보다 훨씬 다양해지고 강력해진 병원균들과 싸워 이기려면 새로운 위생 법칙을 생활화해야만 한다.

원내감염 :
병원에서 집으로

"병원이란 환자들이 떳떳하게 의견을 내세울 수 있
는 공공기관이다."

— 세르주 미르장

원내감염이란 병을 고치러 간 곳에서 오히려 다른 병에 감염되는
것을 말한다. 주로 미생물(박테리아, 바이러스, 곰팡이)에 의한 것으
로 병원을 비롯한 모든 의료기관에서 일어날 수 있다. 원내감염 문제
는 최근 들어 특히 주목을 끌기 시작했는데 입원환자 전체의 7%가 병
원 안에서 다른 질병에 감염된 것으로 조사되었다. 대수롭지 않은 수
치라고 하는 사람들도 있을 수 있다. 그러나 프랑스의 경우 해마다 원
내감염으로 사망하는 환자의 수가 4,200명에 달한다고 하면 생각이
달라질 것이다. 어떻게 이런 일이 가능한 것일까?

지피지기 백전백승

원내감염을 이해하기 위해서는 세 가지 접근방법을 이용하는 것이
간단하다.

첫 번째로 병원 내 인구에 대한 연구이다. 2005년, 프랑스에서는 75세 이상의 환자 2백5십만 명이 병원을 이용했고 그 중 상당수가 정기적으로 입원을 했다. 사람은 나이가 들면 면역체계의 기능이 떨어지고 병원균에 감염되기가 쉬워진다. 게다가 특정 항원에 대해 혈청반응 양성을 보인 환자나 장기간 화학요법을 받은 환자, 혹은 당뇨환자는 해로운 병원성 미생물에 아주 민감하다.

두 번째는 정말 간단하다. 사람들이 병원에 왜 오는가? 병을 고치러 온다. 환자들이 앓고 있는 병들 중 상당수가 병원성 질환이라는 점을 생각해보면 원내감염이 일어나는 이유를 납득할 수 있을 것이다.

세 번째, 의료기관은 폐쇄된 공간이다.

이런 세 가지 요인들이 원내감염이 일어나는 원인이라고 할 수 있다. 면역력이 약한 사람들이 병원균이 가득한 폐쇄된 공간에 모이면 전염성 질환에 옮을 수밖에 없다. 현대의학은 엄청난 속도로 발전해 나가고 있지만 원내감염이라는 현상에 주목하기 시작한 것은 그리 오래되지 않았다. 면역력이 약한 환자들을 발달된 의술로 치료하는 것도 좋지만 우선 병원 위생상태의 개선이 시급하다. 진료용 기구나 수술도구에 의해 원내감염이 일어나는 수도 있으나 의료진들도 모르는 사이에 감염이 일어나는 경우도 많다.

어찌되었건 일반인들로서는 치료를 받으러 간 병원에서 병을 옮아 온다는 사실을 납득하기가 어렵다. 당국에서는 1988년부터 모든 공공의료기관과 사설의료기관에 CLIN, 즉 원내감염 방지대책위원회를 의무적으로 운영하라는 지시를 내렸다. 그러나 문제는 쉽게 해결되지 않고 있다. 현실적으로 원내감염 가능성이 전혀 없는 병원을 찾아보기는 힘들다. 그러므로 특별한 질병이 아닌 일시적인 기력저하, 식욕부진 혹은 우울증 환자를 다른 전염성 질환자와 함께 입원시켜서는 안 된다. 그랬다가는 오히려 큰 병을 얻게 하는 수가 있다.

병원의 과실로 인한 원내감염은 충분히 막을 수 있다. 사실 이런 경로로 감염이 일어난다는 것은 용납될 수 없는 일이다. 예를 들어 병원의 상수도시설이 세균에 감염되었다거나 수술도구, 내시경 등으로 인해 바이러스가 옮겨질 수 있다. 병원측에서는 이런 종류의 사고를 피하기 위한 대책을 반드시 세워두어야 한다.

원내감염은 우리의 미래를 보여주는 모형이라고 할 수 있다. 의학이 발달할수록 인간의 수명은 길어진다. 저항력이 약해진 탓에 여러 가지 병원균에 쉽게 감염되는 노인들에게는 백신도 치료법도 없는 신종 질병이 나타날 수 있다. 이에 대비한 새로운 대책이 한시바삐 세워져야 한다.

원내감염에 대해서는 아직도 할 말이 많으나 더 이상의 이야기는 이 책의 목적과 맞지 않는 것 같아 이쯤에서 마무리하려고 한다. 그러나 어떤 면에서는 원내감염이야말로 이 책의 주제를 가장 시급하게 적용해야 할 부분이라고 볼 수 있다. 병원에서나 집에서나 위생관리에 힘써야 한다는 말이다. 이런 종류의 감염을 예방하기 위한 기본법칙은 우리의 일상생활에도 적용될 수 있다.

겉으로만 효과적인 예방책

원내감염을 방지하기 위해 실시되는 예방책들을 자세히 짚어보기로 하자. 우선 저항력이 약한 환자들이 입원해 있는 일부병동에서는 면회자들에게 신발 위에 종이덧신을 신게 한다. 외부의 세균이 병실 안으로 들어오지 못하게 하려는 조치이다. 바깥세상에는 수많은 세

균이 있다. 사실 우리는 세균의 정글이라고 해도 좋을 거리 위를 걸어
다니고 있다. 개똥에 새똥에 쓰레기에…… 길 위에 있는 온갖 잡동사
니들이 세균을 키우고 있으니 말이다.

　물론 단단히 미치지 않고서야 인도 위를 혀로 핥는 짓은 하지 않는
다. 길바닥에 떨어뜨린 음식을 주워 먹는 사람도 없다. 그러나 모르고
밟은 개똥이 신발에 묻어 집안으로 바이러스가 들어오게 되는 경우
는 많이 있다. 비라도 내리면 습기가 충분한 환경이 조성되어 길바닥
에 있던 세균은 무서운 속도로 증식하게 된다. 어떤 아이가 길에 떨어
뜨린 장난감을 집어 올려 입에 대었다고 생각해보자. 아니면 식당 바
닥에 떨어뜨렸던 숟가락을 씻지 않고 그냥 테이블에 올려놓는다고
상상해보자. 그 숟가락을 쓰는 어른이나 장난감을 입에 댄 아이가 인
도 위에 있던 갖가지 세균에 감염될 것이라고는 생각지 못할 것이다.
그러나 이런 일은 사실 빈번하게 일어나고 있다.

　집에서 신는 신을 따로 마련하거나 신발 위에 종이 덧신을 신는다
는 것은 사실 번거롭기 짝이 없는 일이다.(집안에서도 신을 신고 생활하는
서구인들의 경우에 해당되는 사례이다. ―역주) 그러나 병원에서 덧신을 신
게 하는 데에는 다 그럴 만한 이유가 있다. 집안에 들어갈 때 신을 벗
는 문화권을 모델로 삼아도 좋겠다. 신을 벗는다는 행위는 주인에 대
한 예의를 갖추는 것일 뿐 아니라 아주 간단하게 건강을 지킬 수 있는
방법이기도 하다. 유럽인들은 집안에 들어갈 때 현관문 앞에 놓인 깔
개에 신발을 문지른다. 나름대로 깨끗해지려고 하는 방법이지만 사
실 위험하기 그지없는 행동이다. 여러 사람의 신발에 묻은 더러움이
모인 깔개는 그야말로 세균의 온상이다. 앞서 신발을 턴 사람이 남기
고 간 세균이 습기 찬 깔개에서 충분한 시간을 갖고 번식하여 다음 사
람의 신발바닥에 들러붙는다. 위생적인 관점에서 정말로 몰상식한

방법이라고 할 수밖에 없다. 옛날에는 프랑스에서도 집안에서 신는 굽 높은 신발이 따로 있었으나 이제는 그것마저 사용되지 않고 있다. 박테리아와 바이러스가 좀더 적은 건강한 환경에서 생활하기 위해 집안에 들어오기 전에 신발을 벗는 거 어떨까? 손님들에게도 그렇게 해 달라고 부탁하면 신발을 벗는 행위는 곧 하나의 습관으로 굳어질 수 있을 것이다.

꽃다발을 경계하라

자, 이제 바닥에서 가구로 관심을 돌려 방 안 분위기를 환하게 만들어주는 꽃다발을 생각해보자. 원내감염을 예방하기 위해서는 꽃을 꽂아둔 꽃병에 락스 물 몇 방울을 넣어주는 것이 좋다. 집에서도 간단하게 응용할 수 있는 이 방법은 여러 가지 이점을 가지고 있다. 늪처럼 괴어 있는 물에서는 미생물이 쉽게 번식한다. 최근 레위니옹 섬에서 발병한 치쿤구니아(Chikungunya)에서도 이런 사실을 확인할 수 있었다. 이 병을 근절하기 위해 모기와의 전쟁을 선언한 당국에서는 제일 먼저 물이 괸 웅덩이를 없애도록 조치했다. 프랑스에서는 공원의 분수나 마당의 수영장 등의 물을 정기적으로 갈아주거나 자주 물을 갈 수 없으면 락스를 소량 첨가하도록 권유하고 있다.

손씻기는 필수

이미 수차례 되풀이했지만 이번 장에서도 손씻기를 다시 한 번 강조해야겠다. 여러 연구 결과 원내감염을 예방하기 위해서는 철저한 위생관리가 최선이라는 결론에 도달했기 때문이다. 사실, 손을 씻는 것이 가장 간단하고도 확실한 방법이라는 것을 알고 있으면서도 일상생활을 하다보면 자꾸 잊어버리게 된다. 자, 다시 한 번 복습해보자. 식사 전, 화장실에서 나올 때 잊지 말고 손을 씻자. 외부의 세균을 집안에 퍼뜨리지 않으려면 집에 돌아가자마자 역시 손을 씻어야 한다. 포도상구균이나 살모넬라 등 여러 종류의 감염을 막는 데 탁월한 효과가 있다.

원내감염이라는 주제를 다루어봄으로써 우리가 직접적으로 노출되어 있는 생활환경을 다시 한 번 돌아볼 수 있는 기회를 갖게 되었다. 이 기회를 통해 일상생활에서 효과적으로 적용할 수 있는 원칙을 세워보기 바란다.

조심하라! 실내 공기가 오염되었다

"집안에서 조심하는 사람은 바깥생활에서도 쉽게
신중을 기할 수 있다."

— 어니스트 헤밍웨이

얼마 전, 나무 마룻바닥에 새로 칠을 한 사무실에서 며칠 동안 근무
를 했던 젊은 여성이 천식 증세를 보이다가 끝내 사망한 사례가 있었
다. 이 급작스러운 사망의 원인은 포름알데히드, 즉 나무마루에 칠한
바니시에서 발산된 가스였다. 밀폐된 실내에는 이 화학물질이 항상
존재한다. 우리의 집안도 예외가 아니다. 그 양이 아주 적기는 하나
장기간 이 물질에 노출되면 호흡기 장애가 일어날 수 있다. 우리들이
살고 있는 실내 공기 중에는 이외에도 공해물질과 유사한 다른 유독
성 물질들이 떠돌고 있다.

다들 대기가 오염되어 큰일이라고들 한다. 질소산화물의 수치가 급
격히 상승한 날이면 우리의 걱정도 최고조에 달하고 각종 매체에서
도 대책이 시급하다는 기사를 앞다투어 보도한다. 그러나 외부 공기
뿐 아니라 우리들의 집안 공기도 위험할 정도로 오염되어 있다는 사
실을 아는 사람은 그리 많지 않은 것 같다.

곳곳에 퍼져 있는 오염물질

최근에 발표된 연구조사 결과는 하나같이 실내 공기가 갖가지 화학제품에 의해 오염되어 있다는 사실을 보여주고 있다. 우선 떠올릴 수 있는 것이 담배연기일 테지만 그것이 다가 아니다. 각종 보존제, 먼지 제거제, 방취제, 방향제, 화장실 세정제뿐 아니라 합판이나 벽지를 붙이는데 사용된 접착제에서도 유해물질이 나온다.

실제로 우리는 이런 제품들에서 발산된 화학물질을 매일 들이마시고 있다. 포름알데히드, 글리콜에테르, 벤젠, 테르펜…… 게다가 저 악명 높은 석면은 눈에 보이지 않는 해로운 미세섬유를 서서히 퍼뜨린다. 이미 석면으로 인해 수백 명의 사람들이 목숨을 잃었다. 사인은 흉막 중피종(胸膜 中皮腫, pleural mesothelioma), 즉 폐를 둘러싸고 있는 흉막에 발생한 암이었다.

충분한 환기를 해주지 않으면, 실내 공기는 비염이나 천식을 일으키는 온갖 해로운 물질들이 혼합된 칵테일이 되어버린다.(지난 10년간 비염환자는 두 배, 천식환자 역시 10년간 44%가 증가했다.) 이런 증상이 아니더라도 오염된 실내공기는 눈, 코 염증이나 목 따가움, 두통, 피로 등의 증세를 유발한다.

현재로서는 이런 여러 가지 화학분자들이 우리의 건강에 미치는 영향에 대한 연구가 많이 부족한 상태이다. 수십 년간의 흡연으로 인해 폐암증세가 나타나듯, 발병하기까지 오랜 세월이 걸리는 질병들은 그 정확한 원인을 규명해내기가 쉽지 않다. 게다가 개인별로 차이가 나는 유전자 역시 중요한 변수가 될 수 있다. 사람마다 독성물질에 대한 민감도가 다르기 때문이다.

집안 공기

실내 공기의 오염으로 우리의 건강을 해치지 않으려면 독성이 있는 방향제나 세제의 사용을 줄여야 한다. 깨끗한 공기를 유지하는 면에서 선구자라 할 수 있는 덴마크에서는 안심하고 사용할 수 있는 재료들로 만든 주택건축 재료나 유지관리 제품에 안전마크를 붙이는 방법을 고안해냈다.

미국에서도 같은 맥락에서 VOC(Volatile Organic Compounds, 휘발성 유기화합물) 함유량에 따라 각 제품의 등급을 나누어놓았다. 이런 규제방법은 프랑스에서도 어렵지 않게 도입할 수 있을 것으로 보인다. 그러나 전국의 아파트단지를 재건축하지 않는 한 그 효과는 제한적일 수밖에 없을 것이다!

한데, 천만다행히도 훨씬 간단한 방법이 있다. 가능한 한 자주 창문을 열어 신선한 공기를 실내에 공급하고 독성물질을 내보내는 것이다. 누구나 할 수 있는 이 방법의 효과가 아주 탁월하다는 점은 이미 입증된 바 있다.

겨울철이 되면 난방비가 아깝다고 문을 꼭꼭 닫아두는 집들이 있다. 그러나 환기를 충분히 해주지 않으면 실내 공기가 오염되어 문제가 발생한다. 성인 한 명이 하루에 들이마시는 공기는 12㎥라는 점을 기억하자. 감이 잡히지 않는다면 가로세로 길이가 2m, 높이가 3m인 방안에 들어 있는 공기의 양을 생각해보면 된다. 환기를 하지 않은 그 방의 공기를 하루 종일 들이마신다고 상상해보자. 여러분의 건강에 어떤 악영향이 미칠지 이제 이해가 갈 것이다. 전염병 분야의 획기적인 연구 결과가 나올 때까지, 혹은 인체에 해롭지 않은 성분으로 만든 주택건축 재료와 세제 등의 제품이 출시될 때까지는 환기를 자주 하는 방법 외에 별다른 대책이 없다. 아침저녁으로 집이나 사무실의 창문을 5분 이상 열어두도록 하자.

집안의 습기가 건강을 해친다

"여러분의 집에 햇볕이 들어오면 여러분의 가슴도
그 볕으로 따뜻해집니다."

— 르코르뷔지에

자주 재발하는 이비인후과 감염이나 호흡기 질환으로 항생제 치료
를 받는 사람들이 너무나 많다. 충분히 피할 수 있는 이런 질병을 일
으키는 주범은 다름 아닌 집안의 습기이다. 이미 앞에서 살펴보았듯
이 세균들은 종족번식에 유리한 환경을 만들어주는 습기를 몹시 좋
아한다. 시골에 있는 늪에서 수영을 할 엄두를 내는 사람은 아마 없을
것이다. 세균 감염이 무서워서이다. 집안이라고 안심할 수는 없다. 물
기가 있는 곳은 박테리아가 득실거리는 늪과 같다. 문제는 그 지점이
어디인지 잘 알 수 없다는 점이다.

어디에 습기가 찼는지 모르는 것이 문제

물이 집안으로 들어오는 경로는 여러 가지이다. 방수가 제대로 되
지 않은 지붕이나 벽체로 스며들 수도 있고 단열공사를 새로 하면서

도 예전부터 물이 새는 부분을 제대로 잡아내지 못한 경우가 있다. 또 사람이 호흡할 때 내뿜는 습기도 만만치 않다. 한 시간에 100그램의 수분이 발생하여 습도측정계의 수치를 높이니 말이다. 게다가 화장실 사용이나 식사준비, 설거지, 빨래, 빨래 말리기 등의 일상 활동으로 발생하는 수분의 양은 하루 20리터에 달한다. 이렇게 발생한 수증기는 환기장치를 가동시키거나 창문을 열어 재빨리 제거해야 한다. 그렇지 않으면 우리도 모르는 사이에 벽은 물론 가구와 소파, 의자 등에 습기가 차게 되어 세균 증식의 온상이 되어버리고 만다. (새집증후군(Sick House Syndrome)에 대해서도 잠시 생각해보기로 하자. 새집증후군이란 새로 지은 건물 안에서 거주자들이 눈, 피부, 코 등의 감각기관에 불편을 느끼며 두통, 비염 등의 증세를 보이는 현상으로 주로 환기가 충분히 이루어지지 않았을 때 일어난다. 이런 증세를 피하려면 실내 공기를 깨끗이 유지하는 수밖에 없다.)

골치 아픈 존재, 비

과학적 연구 결과 호흡기 계통 질환의 발병률과 생활환경의 높은 습기 사이에는 밀접한 상관관계가 있다는 사실이 밝혀졌다. 습기가 높아지면 각종 세균과 진드기의 활동이 활발해지고 곰팡이가 쉽게 번식하며 건축자재가 부식하여 화학물질이 퍼져 나온다. 이렇게 오염된 실내공기는 알레르기 증세와 호흡기 질환을 일으키는데……

게다가 이런 환경에 일 년 내내 노출되어 있으면 상황은 더욱 나빠질 수밖에 없다. 반복적으로 이런 해로운 물질에 접하다 보면 결국 문제를 일으킬 수 있을 만큼의 양이 누적되기 때문이다. 백여 종이 넘는 곰팡이를 예로 들어보자. 곰팡이는 발아하면서 균사를 퍼뜨리고 그 포자는 공기 중에 떠돌며 여러 가지 감염을 일으킨다. 침대 매트리스에 쌓이는 먼지 1그램당 곰팡이 포자 100만 개가 들어 있다는 사실을 알고 있는가!

벨기에 보건과학연구소의 한 연구팀이 알레르기 질환자와 천식 환자 500명의 집을 찾아다니며 집안 공기를 분석해본 결과 150종 이상의 곰팡이균이 검출되었다. 그것도 아주 해로운 곰팡이균 종류가 말이다.

조심하라! 곰팡이 포자가 떠돌고 있다

곰팡이 포자는 지름이 1미크론 정도밖에 되지 않기 때문에 알레르기 유발물질과 유독성 물질을 함유한 채 호흡기 깊은 곳까지 침투하여 치명적인 결과를 낳을 수 있다. 곰팡이 포자로 인한 질병은 비염, 기관지염에서부터 천식에 이르기까지 그 종류도 매우 다양하다. 곰팡이가 만들어낸 미코톡신(곰팡이 독), 휘발성 유기 화합물(VOC) 같은 유해한 물질들은 포자를 통해 인체 내로 침투하여 구역질 같은 증세를 일으킬 수 있고 더 심각한 경우에는 암을 유발할 수도 있다.

포자 중에서도 스타키보트리스 카르타룸(Stachybotrys chartarum) 같은 종류들은 기침과 두통, 그리고 근육통을 유발하는 매우 유해한 미코톡신인 트리코테센(tricothecene)을 전파시킨다. 특히 몸무게가 가벼운 신생아들이 이 독소에 노출되어 폐출혈 증세를 보인 사례가 보고되기도 했다.

아세톤, 리모넨, 메틸아세톤 등 냄새가 나는 휘발성 유기화합물

(VOC)을 함유한 곰팡이 종류들은 기관지염을 일으킨다. 이런 곰팡이에서는 특이한 냄새가 나기 때문에 다른 곰팡이에 비해 비교적 쉽게 감염을 피할 수 있다.

미생물에서 발생하는 휘발성 유기화합물(MVOC, microbial volatile organic compounds)의 경우, 과학자들은 매우 적은 양으로도 건강에 아주 해로운 영향을 줄 수 있다는 의견을 내놓았다.

습기를 효과적으로 없애려면

앞에서 살펴본 바와 같이 습기는 여러 가지 질병을 유발할 수 있다. 건강한 생활을 위해서는 불필요한 습기를 없애야만 한다. 습기를 없애는 간단하고도 효과적인 방법이 있다. 우선 방 안의 습기를 자연스럽게 말려주어 곰팡이를 없애는 일등공신은 햇볕이다. 햇볕을 최대한 이용하기 위해서는 남향 방을 선택해야 한다. 특히 기관지가 약한 자녀가 있는 경우에는 더욱더 남향을 고집해야 한다. 두 번째로 빨래나 요리를 한 다음에는 잊지 말고 환기를 해주도록 한다. 마지막으로 벽이나 지붕의 누수를 꼼꼼히 점검한다. 습기가 많은 지역에 살고 있다면 전문가의 도움을 받아 습도 측정과 방안 공기의 생물학적 분석을 통해 적절한 조치를 취하도록 한다.

깨끗한 집안 공기는 건강에 기본적인 요소인데도 이 부분에 신경을 쓰는 사람들이 많지 않다. 오염된 집안 공기로 인한 여러 가지 질환은 위생에 조금만 주의를 기울인다면 얼마든지 피할 수 있다. 우리 집의 공기를 깨끗하게 유지하는 일은 바로 우리의 몫임을 잊지 말자!

SAD

"그가 태양으로 하여금 자연에 생기를 주도록 명하
셨다."

— 장 라신

계절성 정서장애(seasonal affective disorder)의 약자표기는 SAD로 '슬
픈' 이라는 뜻의 영어단어 sad와 같다. SAD는 일종의 우울증으로 분
류되니 얄궂은 우연의 일치가 아닌가.

계절의 장난

SAD, 즉 계절성 정서장애 증세는 9월이나 10월쯤 나타나기 시작해
3월이나 4월 중순쯤이 되면 사라진다. 이 장애증세는 그저 심리적인
문제일 뿐이라는 꼬리표를 꽤 오랫동안 달고 있었으나 이제는 정확
한 치료가 필요한 질환의 하나로 자리잡았다. 18세에서 30세 사이의
연령대의 환자가 많기는 하지만 사실은 나이에 상관없이 모든 사람
에게 나타날 수 있는 장애이다.

실질적으로 나타나는 증세로는 지나치게 졸리거나 너무 이른 시간

에 눈을 떠 잠을 이루지 못하는 수면장애와 초콜릿과 같은 단 음식에 집착하는 섭식장애, 우울한 심리상태, 죄책감과 자괴감 등이 있다. 자신감을 잃은 환자는 무기력해지는 동시에 사회생활에서도 문제를 겪으며 신경이 예민해지고 스트레스를 많이 받게 된다.

더 심각한 문제는 성욕이 감퇴되면서 모든 신체접촉을 꺼리게 된다는 것이다. 급기야는 환자의 체질이 바뀌면서 기력이 떨어지고 극도로 쇠약해졌다는 느낌과 함께 면역력이 감소하게 된다. 이런 증세가 나타나도 SAD 환자들은 그 이유를 알지 못하는 것이 보통이다. 몸의 변화와 스트레스의 정확한 원인을 발견하지 못한 채 가족이나 직장, 혹은 친구들을 원망하게 되는 것이다.

이러한 증세가 의학적으로 규명된 것은 1980년도에 이르러서이다. 의학자들은 이 모든 증세를 SAD라는 질환으로 정의하며 낮의 길이가 짧아지면서 일조량이 부족하게 되거나 계절이 바뀌어 체내의 생체시계가 혼란스러워지는 것이 그 원인이라고 밝혔다. 구체적으로는 이런 변화가 멜라토닌을 분비하는 뇌 시상하부의 균형을 깨뜨리기 때문이라고 설명할 수 있겠다. 시상하부의 변화가 앞서 말한 증세를 유발하게 되는 것이다. 이런 증세들이 3년 연속 나타나면 의사들은 SAD라는 진단을 내리게 된다.

빛이 있으라!

이런 장애증세의 치료방법은 좀 특이한 편이다. 항우울제나 비타민제 같은 것은 필요 없다, 다만…… 빛이 있으면 된다! 광선에 충분히 노출시켜 주기만 하면 시상하부는 자연스럽게 제 기능을 찾는다. 광선을 쬐는 방법은 여러 가지이다. 우선 여름보다는 겨울에 휴가여행을 떠나는 방법이 있다. SAD 초기증세가 나타나면 즉시 짐을 꾸려 태양이 빛나는 따뜻한 나라로 떠나는 것이다. (물론 여건이 허락될 때의 이야기이다.) 안됐지만 몰디브 여행경비는 보험 처리가 되지 않는다.

다행히 돈이 덜 들면서도 효과는 거의 같은 방법이 있다. SAD치료용으로 고안된 램프를 사용하는 것이다. 초기 증세는 매일 15분에서 45분간 이 램프에서 나오는 광선을 쬐는 것으로 치료할 수 있다. 램프 앞에서 꼼짝 없이 앉아 있을 필요는 없다. ‘치료’ 중에도 얼마든지 책을 읽거나 일을 할 수 있다. 광선치료는 SAD치료실을 갖춘 병원에서 받을 수 있다.

결론적으로, 이유 없이 무기력해지거나 신경이 예민해지면 주변 탓을 하거나 되는 일이 없다고 한탄을 할 것이 아니라 계절성 정서장애를 의심해보도록 하자. 이런 증세는 빛의 도움으로 어렵지 않게 치료할 수 있다. 빛을 충분히 쬐면 호르몬 수치가 안정되어 약이나 심리치료사의 도움 없이도 계절성 우울증을 충분히 이겨낼 수 있다.

저주받은 정원

"정원에는 씨를 뿌리지 않은 것들도 함께 자란다."
— 스페인 속담

정원일은 정말로 좋은 육체활동이다. 신선한 공기를 마시며 몸을 움직이고 자연을 더 가까이 접하며 그 신비를 이해할 뿐 아니라 친환경운동에 참여할 수 있는 기회가 되어 몸과 정신을 모두 건강하게 해주니 말이다.

그러나 마음을 놓아서는 안 된다. 정원일이 건강에 도움이 되는 것은 사실이지만 흙을 만지는 일과 관계된 위험에 대해서는 주의해야 한다.

파상풍은 사라지지 않았다

흔히 알고 있는 것과는 달리 파상풍이라는 병은 사라지지 않았다. 프랑스에서도 해마다 십여 명의 파상풍 환자가 발생하며 이 질병으로 인한 치사율은 20%에 달한다. 개발도상국가에서 빈번히 발병하는 파상풍은 불행하게도 아직 근절되지 않았다.

자, 그럼 파상풍이 정원일과 무슨 관계가 있다는 것일까? 우선 파상 풍이라는 질병이 흙 속에 있는 파상풍균 포자에 의해 감염된다는 것을 알아야 한다. 파상풍균 포자는 맨손으로 흙을 만질 때, 손에 있는 상처를 통해 인체 내로 침투한다. 감염 초기에는 턱이 갑자기 굳어버리는 증세가 나타난다. 이런 경직증세는 목구멍으로 퍼졌다가 몸 전체로 확산된다. 호흡기 근육이 경직되면 치명적인 결과가 나올 수 있다. 나무 한 그루를 심은 대가치고는 너무하지 않은가!

이런 불행은 파상풍 예방접종으로 간단히 피할 수 있다. 이 백신은 소아기 때에 필수적으로 접종해야 하는 것이 일반적이지만 10년 후면 효과가 떨어지기 때문에 때맞춰 재접종을 해 주어야 한다. 그러나 접종 시기를 기억하고 있는 성인은 그리 많지 않은 것 같다. 여러분의 경우는 어떠한가? 정원일을 하든 하지 않든 여러분의 건강 카드를 한번 확인해보기 바란다. 파상풍 예방접종을 한 지 10년이 지났다면 반드시 재접종을 하라고 권하고 싶다. 뜻밖의 불행을 막을 수 있다.

정원 안에서 설치는 설치류(齧齒類)

정원 안에 있는 작은 설치류들은 한타 바이러스(hantavirus)에 감염되어 있을 확률이 높다. 한타 바이러스는 설치류의 소변이나 대변에 있다가 흙과 섞여 정원일을 하는 사람들의 호흡기를 통해 흡입되거나 간단한 상처를 통해 인체로 침투한다.

1995년, 프랑스 북부와 서부유럽의 아르덴 숲 지역에서 발생한 전염병을 조사연구하면서, 프랑스와 벨기에 국립연구소는 한타 바이러스 증후군에 대한 제반사항과 원인을 규명해냈다. 이들 연구소에서는 69가지의 사례를 조사 연구한 결과 '아르덴 숲에 사는 설치류가 한타 바이러스에 의한 출혈열 증후군의 원인이었다.' 라는 결론에 도달했다.

최근 다른 지역에서도 같은 전염병이 발생한 사례가 있었다. 환자가 발생한 지역은 프랑스 북부의 피카르디, 동부의 프랑쉬-콩테, 그리고 서부의 로렌 지방이었고 환자 발생률이 많은 때는 5월이었다. 전염병을 옮긴 주범은 숲 기슭에 사는 다갈색 들쥐인 것으로 밝혀졌다.

한타 바이러스에 감염된 환자에게서 나타난 감기와 유사한 증세는 곧 출혈을 동반한 심각한 신장 기능부전증세로 발전한다. 감염이 된 후 초기 증세들이 나타나기까지는 약 2주 정도의 잠복기가 있다. 그 증세 중의 몇 가지는 매우 특이하므로 의사는 그 증세를 참고하여 빠른 진단을 내릴 수 있다. 그 중에서도 암순응(暗順應 : 어두운 곳에 눈이 적응하는 것) 장애를 동반한 급성 근시가 나타나는 경우가 있다.

한타 바이러스 감염을 예방하기 위해서는 우선 설치류를 잡아 없애야 하고 시골의 흙먼지가 많은 곳에서 일을 할 경우에는 마스크를 착용해야 한다. 그리고 또 한 가지, 우리가 자꾸 잊어버리는 주의점이 있다. 바로 맨손으로 땅을 만져서는 안 된다는 것이다.

화분 안에 숨어 있는 '재향군인병' *

(＊레지오넬로시스(legionelosis) : 세균성 집단 질환. 1976년 필라델피아에서 재향군인회 총회가 열렸을 당시 220명의 환자가 발병했고 그 중 34명이 사망한 이후 재향군인병이라는 별칭으로 불리게 되었다. 보다 자세한 사항은 이 책의 6부에서 다시 다루어진다. -역주)

2000년 6월, 미국의 워싱턴 주에 사는 46세의 여성이 폐렴으로 입원했다. 문진(問診) 결과, 이 환자가 열흘쯤 전에 분갈이를 했다는 사실이 드러났다. 혈액검사를 실시해보니 환자에게서는 화분에서 발견된 것과 같은 병원균이 검출되었다. 원인균은 다름 아닌 레지오넬라 그람 음성균(Legionella longbeachae).

미국 다른 지역에서도 유사한 증세의 환자들이 발병했고 그 중 상당수가 폐렴으로 인해 사망했다. 세계 각 지역에서 진행된 연구 결과 부식토에 여러 가지 병원균이 함유되어 있다는 사실이 밝혀졌으며 그 중에 하나가 바로 레지오넬라균이었다. 일본에서는 17개의 부식토 표본에서 31종의 레지오넬라균을 검출해냈다.

베란다에 화초를 키워 보려다가 큰 화를 당할 수 있다. 화초도 못 키우느냐고? 물론 조심하면 된다. 부식토를 만질 때에는 반드시 장갑을 착용하도록 하자. 분갈이를 하기 전에 흙에 습기를 주어 흙먼지가 공기 중에 떠다니지 않도록 해야 한다는 점도 잊지 말자.

공원의 모래놀이터는 병원균의 놀이터

병원균은 개인주택의 정원이나 베란다에만 있는 것이 아니다. 공원이나 놀이터도 위험하기는 마찬가지이다. 특히 어린이들의 사랑을 받는 모래놀이터는 고양이나 개, 비둘기들에게도 인기가 높다. 울타리와 안내팻말 덕분에 이런 동물들이 모래놀이터에 실례를 하는 경우는 비교적 많이 줄어들었다. 물론 비둘기들은 별로 신경을 쓰는 것 같지 않지만.

결국, 모래놀이터에는 갖가지 기생충들이 섞여 있게 된다. 특히 톡소카라증(toxocariasis)을 유발하는 개 회충인 톡소카라 회충이 득실거린다.

톡소카라 회충은 개와 고양이의 소화관에 붙어 사는데 태어난 지 일 년이 채 되지 않은 동물들의 45%가 이 회충에 감염되어 있고 어린이들의 경우에는 더러운 모래를 입에 넣으면서 감염된다. 톡소카라 회충의 알을 삼키면 혈액 속의 호산성백혈구가 증가하면서 열이 오르는 등의 생물학적인 변화가 일어난다.

대부분의 환자는 이쯤에서 회복되지만 치명적인 증세로 발전하는 경우도 있다. 한 예로 간이 기생충 애벌레를 파괴하는 과정에서 발생하는 장기유충이행증(臟器幼蟲移行症, Visceral larva migrans : 인체 내에서 기생하지 않는 기생충이 인체 내에 들어왔을 때 생기는 질병—역주)을 들 수 있다. 검사를 해 보면 환자의 간이 비장만큼이나 부어올랐음을 확인할 수 있다. 이 질병에 걸린 어린이 환자는 짜증을 부리고 입맛이 떨어져 밥을 잘 먹지 않으며 열이 많이 난다. 환자 중에는 1세에서 5세의 남녀 어린이들이 가장 많다.

현대 의학의 힘으로 완치가 가능한 질병이지만 역시 걸리지 않도록 하는 것이 가장 좋다. 그러나 전국에 있는 모래놀이터의 25%에서 톡소카라 회충이 검출되고 있다. 20년 전 파리시에서 실시한 조사에 의하면 파리 시내 전체 모래놀이터의 30%가 감염되어 있었고 그 중 5%에서는 특히 많은 양의 기생충이 검출되었다. 분석대상이 된 모래 1kg에 50개의 톡소카라 기생충 알이 들어 있었던 것이다.

그 이후로 방역이 실시되었고 그 덕에 상황이 조금 나아지기는 했다. 방역방법으로는 모래놀이터에 배수구를 설치하는 방법과 배수가 잘 될 수 있는 입지를 선택하는 방법이 우선 채택되었다. 모래의 성분도 중요했다. 화강암이나 석영의 함량이 높은 모래는 사용이 금지되었다. 그 다음으로 중요한 것은 유지관리로 오물을 제거하고 정기적으로 모래에 체질을 해주며 섭씨 140도의 수증기를 뿌려 소독을 하는 외에도 기계장치를 이용하여 여과를 해주는 것이 기생충을 없애는 데 효과적이라는 사실이 입증되었다.

제4부
혼자서만 비밀스럽게

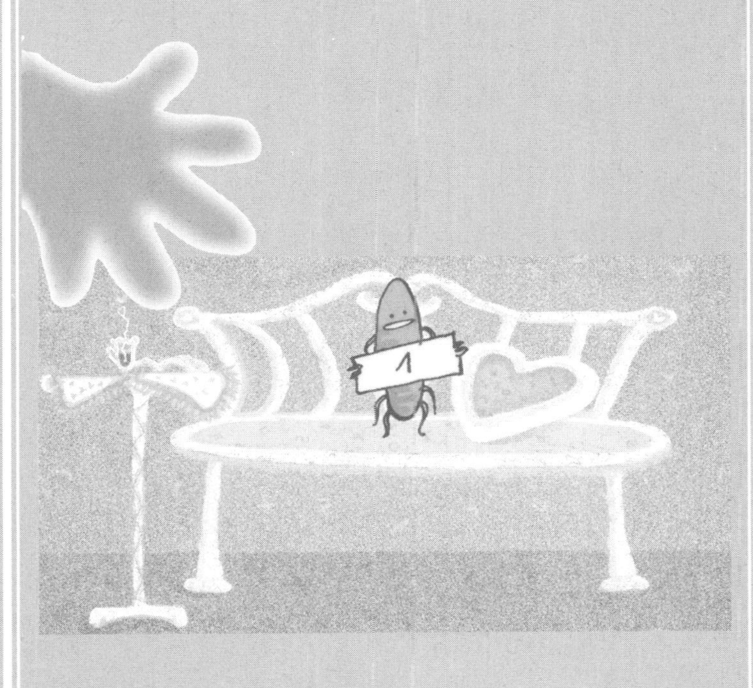

"의식의 정화(淨化)는 개인의 노력으로 이루어진다. 아무도 남의 의식을 정화해줄 수 없다." 부처의 말씀이다. 개방된 세계, 하나 된 지구촌이라는 개념하에 무엇이든 교환되고 있는 현실에서, 부처의 이런 말씀은 나누어 쓰는 데에도 한계가 있다는 점을 지적해주는 듯하다. 실제로 우리의 건강을 유지하기 위해 어떤 위생법칙을 따라야 하는지에 대해서 생각해보자. 혹시 가까운 사람들과 좋은 시간을 나누는 대신 사이좋게 병원균을 나누고 있는 것은 아닌지……

개인 건강 지키기

"아무리 깨끗이 샤워를 해도 당신의 기분까지 씻어
낼 수는 없다."
—다니엘 페낙, 「말로센느 선생」 중에서

1926년판 『프티 라루스 그림사전』(le Petit Larousse illustré, 프랑스에서 매
년 발간되는 소형백과사전. 설명에 곁들여진 지도, 인물초상화를 비롯한 자세한 삽
화가 특징적이다. -역주)에는 '위생' 이라는 용어에 대한 정의와 함께 다
음과 같은 조언이 덧붙어 있다. "피부를 보호하기 위한 지혜로운 방
법 : 매일 찬물로 몸을 씻어 추위를 이길 수 있는 피부로 단련한다. 계
절에 상관없이 일 주일에 한 번 뜨거운 물로 욕조 목욕을 실시하면 건
강을 지킬 수 있고 다시 찾아올 겨울철의 추위에도 대비할 수 있다."
자동온도조절기가 부착된 난방기나 라디에이터로 집안 온도를 유지
하고 집집마다 욕실이 갖추어진 시대에 사는 우리로서는 웃음을 터
뜨리지 않을 수 없다! 그러나 이 문구로 미루어보아 개인위생이라는
개념이 상당한 수준으로 진보했다는 사실을 확인할 수 있다.

현대인들에게 필요한 한 차원 높은 위생법칙에 대해 함께 생각해보
기로 하자.

욕조 목욕이냐, 샤워냐?

위생적인 면이나 환경보호적인 면을 모두 다 고려해 보아도 대답은 한 가지이다. 욕조 목욕보다는 샤워가 몸에 이롭다. 욕조 목욕에는 어마어마한 양의 물이 소비되지만 그렇다고 해서 몸이 더 깨끗해지는 것은 아니다. 욕조 목욕은 오히려 세균의 배양을 도울 뿐이다. 욕조에 몸을 담그는 시간이 길어질수록 세균의 활동도 활발해진다. 또한 욕조에 받은 물을 뺄 때 벽에 남는 회색 물때는 아예 세균 배양액이라고 해도 좋다. 그러므로 욕조 목욕을 한 후에는 온몸에 다시 한 번 비누칠을 하고 샤워로 헹구어내야 한다. 목욕물이 지나치게 뜨거우면 급격하게 혈압이 높아질 수 있으니 온도 조절에도 주의를 기울여야 한다. 이런저런 면에서 볼 때 동양의 목욕법이 본받을 만하다고 할 수 있겠다. 동양인들은 욕조 안에서 몸을 불린 후 욕조 밖에서 꼼꼼히 씻는다.

원래 샤워는 치료용으로 개발된 기구로 각 가정에 보급되기 전에는 주로 온천장에서 사용되었다. 샤워의 역사는 어느 영국인이 물 치료 기구를 개발하던 시절로 거슬러 올라간다. 초기에는 사람을 물통 안에 세워둔 후 몸 위로 물을 흘려보냈다. 그 후 물이 튀는 것을 막기 위해 커튼이 설치된 큰 나무통과 물뿌리개가 고안되면서 현재 우리가 쓰고 있는 샤워기의 모습이 갖추어지기 시작했다. 오늘날까지 수압을 변경할 수 있는 샤워기는 물 치료요법에 쓰이던 본래의 사명대로 몸의 구석구석을 마사지해주고 피부순환을 원활하게 해준다. 샤워는 위생을 위한 것이 아니라 치료목적으로 개발된 것임을 기억하자. 여러 면에서 욕조 목욕보다 훨씬 우수한 몸씻기 방법이다.

아침에 할까, 저녁에 할까?

두말할 필요도 없이 하루 두 번 샤워를 하는 것이 가장 이상적이다. 그러나 심각하게 부족한 물 자원을 너무 낭비하게 될 테니 경제적인 측면에서 하루 두 번 샤워는 바람직하지 않다. 참고로 1850년의 자료에 의하면 프랑스 사람들은 평균 일 년에 한 번 목욕을 했다고 한다. 1960년까지만 해도 집에 욕실을 갖춘 프랑스인의 비율은 세 명 중 한 명꼴이었다. 그러나 우리 조상들이 깨끗하지 않았던 것은 아니다. 더럽기는커녕 세면대 하나로도 머리에서 발끝까지 전신을 간단하게 닦아내는 방법을 알고 있었다.

조상들이 행하던 방법과 우리의 하루 두 번 샤워의 정확한 중간지점이 있다. 하루에 한 번만 샤워를 하는 것이다. 대부분의 사람들이 아침에 샤워를 한다. 사실 그것으로도 몸의 청결을 유지하기에는 충분하다. 그러나 저녁에도 몸을 씻어주어야 한다. 하루 종일 직장에서 묻어온 여러 가지 유해물질을 생각해보자. 특히 세균이나 화학물질에 노출되는 직업을 가진 사람들은 집에 돌아오기 전에 직장이나 스포츠센터에서 샤워를 하고 오는 것이 좋다. 실제로 납을 다루는 산업체 근로자들의 작업복에 묻은 납 성분이 집의 자녀들을 중독시킨 사례가 있었다. 집안으로 들어오기 전에 샤워를 하거나 옷을 갈아입었다면 이런 사태를 미리 막을 수 있었을 것이다.

이런 맥락에서 저녁에 샤워를 하라고 권장하고 싶다. 그러나 저녁에 뜨거운 물로 욕조 목욕을 하는 것은 좋지 않으니 주의하자. 하루 종일 쌓인 피로를 풀어주기는 하나 잠을 쫓는다. 잠들기 전에 체온이 상승하면 숙면을 이룰 수 없다. 저녁부터 서서히 낮아진 우리의 체온은 새벽 세 시에 가장 낮은 온도에 도달하도록 되어 있다.

머리에서 발끝으로? 아니면 반대방향으로?

몸을 씻을 때, 어디에서부터 시작하는 것이 좋을까? 몸을 씻는 행위
역시 인간공학적인 면에서 인체의 특성에 따라 편하고 안전하게 이
루어져야 한다. 누가 가르쳐주지 않았는데도 우리는 각자 편한 순서
에 따라 몸을 씻는다. 언젠가 재미삼아 주변 사람들에게 어떤 순서로
몸을 씻느냐고 물어본 적이 있다. 위에서 아래로? 아니면 아래에서 위
로? 엉덩이나 성기, 혹은 발부터?

대답도 가지가지, 이유도 다양했지만 논리적인 이유를 대는 사람은
없었다! 내가 궁금한 것이 바로 그 점이었는데 말이다. 인간공학적인
면에서 보아 몸을 씻을 때에는 물이 흐르는 방향, 즉 위에서 시작하여
아래로 내려가는 것이 바람직하다. 비눗물이 아래로 흘러내려가면서
더러움을 씻어가기 때문이다. 그리고 '외피'에 비누를 문지를 때에
는 매번 새 목욕수건이나 장갑을 사용할 게 아니라면 맨손으로 하는
것이 좋다.

위에서 피부를 굳이 '외피'라고 한 이유는 내부생식기까지 비누로
씻어내서는 안 되기 때문이다. 현대의학에서는 특별한 감염증상이
없을 경우, 매일 질 안을 씻어내는 것이 좋지 않다는 의견을 내놓고
있다. 일반 비누는 여성의 내부기관에 사용하기에는 너무 자극적이
다. 질 내부의 점액질은 민감한 조직을 보호하는 성질을 가지고 있다.
결국 질은 스스로 자동청소를 하고 있는 셈이다!

샤워를 마치고 나오면 깨끗한 타월을 사용하여 몸의 물기를 닦아내

는 일이 남아 있다. 세균이 번식하기 쉬운 타월은 일회용 종이타월이나 마찬가지라고 생각하고 각자 한 장씩, 한 번만 사용하도록 한다. 다리 사이는 앞에서 뒤쪽으로 닦아준다. 반대방향으로 닦으면 항둔의 세균이 요도(尿道)와 질을 감염시켜 방광염이나 질염을 일으킬 수 있다.

화장실 위생

앞에서 공중화장실의 변기 시트를 세균으로부터 보호하는 여러 가지 장치들을 살펴보았다. 그러나 자기 집에까지 이런 장치를 갖추어 놓은 사람은 아직까지 만나보지 못했다. 반면, 가정집의 화장실이나 공중화장실에도 대부분 수세장치가 설치되어 있다. 미국의 게르바 교수와 윌리스 교수는 수세식 화장실에 대한 과학적 연구조사를 실시했다. 두 교수는 어떤 사람이 변기의 물 내림 장치를 작동시키면 화장실 안에 분무기로 물을 뿌리는 것과 같은 효과가 나타나 세균이 증식하기에 좋은 환경이 조성된다는 결론을 내놓았다. 이들의 연구는 우선 타일벽과 같은 화장실의 표면 위를 소독한 후, 변기의 물을 내려 그 안에서 뿜어져 나온 물방울에서 비롯한 박테리아와 바이러스가 같은 표면 위에 번식했음을 증명하는 식으로 진행되었다.

게르바 교수는 수세식 화장실에 의한 세균의 부유작용에 관한 이 연구를 심화하여 변기 물을 내린 후 두 시간 동안 화장실 공기 중에 병원균이 떠돈다는 사실을 확인했다. 공기 중에 떠돌던 병원균들은 화장실 안의 물건 표면 위에 들러붙는데 특히 다음 사람이 사용하게 될 휴지에 내려앉는 것이 문제였다. 뿐만 아니라 게르바 교수는 이런 병원균의 흡입과 일부 호흡기 질환의 관계를 규명해내기도 했다. 일본의 우에다 교수는 5,854명의 환자를 대상으로 연구조사를 실시한 결과, 헬리코박터피로리균과 수세식 화장실 사용 간의 상관관계를 밝혀내었다. 미국에서 진행된 또 다른 연구조사에 의하면 미국 전 인구의 1/3에 해당하는 숫자의 사람들이 변기 위에 앉은 채 수세장치를 가동시킨다고 한다. 이런 행위는 물이 튀어 불쾌해지는 것은 둘째 치더라도 여러 병원균에 감염될 위험이 있는 아주 나쁜 습관이다.

이처럼 불쾌한 일들을 피할 수 있는 방법이 있다. 변기 물을 내리기 전에 반드시 변기 뚜껑을 닫으면 된다. 게르바 교수는 화장실에서 손을 씻은 후 수도꼭지를 잠글 때와 문을 열 때, 휴지를 사용하여 깨끗한 손이 감염된 수도꼭지나 문고리와 직접 접촉하지 않도록 하라고 권장하고 있다.

너무하다 싶을 수도 있으나 최근 미국인들이 공중화장실을 사용하는 형태에 관한 조사결과를 접하면 그런 행동은 별난 축에도 들지 못한다는 사실을 확인하게 될 것이다.

◇미국 여성 중 48%에 해당하는 사람들이 휴지로 변기 시트를 덮고 앉는다.

◇미국인 15%가 세면대 수도꼭지를 휴지로 감싼 후 물을 튼다.

◇8%에 해당하는 사람들이 변기 물내림 장치 손잡이를 발로 작동시킨다.

◇2%의 미국인들이 화장지 디스펜서 손잡이를 작동시킬 때 팔꿈치나 손목을 사용한다.

사실 이렇게까지 유난을 떨 필요는 없다. 이 장에서 제시한 간단한 방법만으로도 충분히 감염의 위험을 막을 수 있다.

이기주의자의 건강법

"자신의 시간과 생명을 남에게 맡기고 돌아보지 않
는 사람들이 있다."
                                                    ― 몽테뉴

　여러분이 이 책의 처음에서부터 수차례 보아왔듯이, 세균이 한 사
람에게서 다른 사람에게 전파되려면 매개물이 필요하다. 그것은 침
일 수도 있고 피일 수도 있으며 손이 될 수도 있지만 우리가 매일 사
용하는 생활용품을 통해서도 감염이 일어날 수 있다. 불필요한 감염
을 막으려면 가끔은 이기주의자가 되어 아무것도 빌려주지 말고 나
누어 쓰지 말아야 한다.

　모자, 샤워 캡, 머리빗 등의 물건은 각자 따로 써야 한다. 그렇지 않
으면 몸니, 벼룩, 진드기, 사면발이, 더릿니 등이 이 물건들을 타고 이
사람 저 사람에게로 신나게 옮겨 다닌다. 혈액을 통한 감염은 훨씬 더
위험하므로 피가 묻어 있을 수 있는 면도기, 손톱깎기, 제모기 및 화
장품, 칫솔은 절대 남과 같이 쓰면 안 된다. (여자들끼리는 립스틱이
나 립라이너, 혹은 입술보호제 등을 돌려 쓰는 일이 흔하다. 그러나
친구들 중에 헤르페스 감염자가 있는 경우에는 절대 해서는 안 될 행
동이다. 바이러스가 이런 매개체를 통해 쉽게 퍼져나가기 때문이다.)

특히 칫솔을 같이 쓰다가는 오랫동안 고생해야 하는 병에 걸릴 수도
있다.

새 칫솔로 자주 갈아주라

2004년 7월, 미국에서 우리가 매일 쓰는 칫솔이라는 물건에 대한
연구 결과를 발표했다. 그에 따르면 칫솔에서 엄청난 수의 세균이 발
견되었다고 한다. 우선 입 안에는 많은 세균이 살고 있다. 입속 세균
이 번식하기 위해서는 두 가지 요소가 필요하다. 바로 습기와 시간이
다. 그러므로 이를 닦은 후 대충 씻어놓은 칫솔은 연쇄상구균, 포도상
구균, 감기바이러스, 헤르페스 등이 마구 번식하는, 그야말로 세균의
온상이 되고 마는 것이다.

일상생활에서 몇 가지 습관을 바꾸면 칫솔로 인한 질병의 위험을
어느 정도까지 막을 수 있다. 먼저 자기 칫솔을 절대 남에게 빌려주지
말고, 감기, 앙기나(인두 및 편도선의 급성 염증, 일반적으로 구협염(口峽炎)이
라고도 한다. -역주), 비인두염 같은 종류의 질병을 앓고 난 후에는 반드
시 새 칫솔로 갈아 쓰도록 한다. 많은 사람들이 이를 닦으며 저도 모
르는 사이에 이런 병균에 재감염되고 있다. 환자가 이를 닦을 때 남긴
병원균이 다음 이를 닦을 때까지 칫솔 위에서 왕성하게 번식하기 때
문이다.

다음으로 주의할 점은 화장실의 어둡고 습기찬 장 속에 칫솔을 보
관해서는 안 된다는 것이다. 그런 곳은 미생물들이 번식하기에 딱 좋
은 환경을 제공한다. 칫솔을 두기에 가장 이상적인 장소는 창문 옆과
같이 바람이 잘 통하고 건조한 곳이다. 칫솔을 청결하게 유지하는 데

도움이 될 만한 방법을 소개하겠다. 칫솔을 헹구고 난 후 칫솔모에 남아 있는 물기를 잘 털어 없앤 다음 종이타월로 닦아 말린다.

마지막으로 주의할 점. 매달 새 칫솔로 갈아 쓰도록 한다! 물론 이렇게 하는 것이 경제적으로 부담스러운 사람들도 있을 것이라 생각한다. 그러나 위생적인 관점에서 보자면 가장 저렴한 칫솔을 선택하여 매달 새것으로 갈아 쓰는 것이 최고급을 사서 6개월 간 쓰는 것보다 훨씬 낫다. 비싼 제품이건 저렴한 제품이건, 칫솔은 사용한 지 약 5주째에 접어들기 시작하면서 세균 덩어리가 되어 버리고 만다.

가족끼리 칫솔을 바꾸어 쓰면 간염과 같이 입으로 옮는 심각한 질병에 걸릴 수 있다. 칫솔 위에 남은 간염 바이러스는 일 주일 이상 생존이 가능하다. 칫솔, 자주 바꾸어주지 않으면 시한폭탄으로 변한다.

타월은 혼자서만

위생적인 면에서, 타월도 칫솔과 마찬가지로 가족들끼리 함께 써서는 안 된다. 타월은 성관계를 통해 옮는 사상균종의 병원균이나 박테리아, 그리고 기생충에 감염될 수 있다. 특히 며칠 동안 축축하게 젖은 상태로 있었다면 위험은 더 커진다. 역시 습기와 온기의 이중주가 세균의 증식에 반주를 넣어주고 있는 것이다. 여러분보다 먼저 그 타월로 몸을 문질러 닦은 사람이 꼭 건강하다고 장담할 수는 없지 않은가. 여럿이 함께 쓴 타월을 통해 여러 가지 병원균에 감염될 위험은 충분하고도 남는다.

이런 위험을 피하기 위한 방법은 간단하다. 타월은 사용한 즉시 보송보송하게 말려놓는다. 둘둘 말아 방 한구석에 처박아 놓는 버릇은 이제 없애도록 하자. 적어도 일 주일에 한 번은 빨아 쓰고 특히 남에게 빌려주어서는 안 된다. 내 타월은 나 혼자서만 써야 한다.

담배, 립스틱, 술잔

재채기나 기침을 할 때 호흡기를 통해 공기 중으로 뿜어지는 침은 뇌막염을 비롯한 수많은 질병을 옮기는 매개체이다. 침을 통한 감염에 가장 많이 노출되어 있는 사람들은 군대나 학교처럼 폐쇄된 공간 안에서 공동생활을 하는 단체원들이지만 누구라도 이런 경로의 감염을 피할 수는 없다. 수막염을 일으키는 수막염균(meningococcus)은 남과 나누어 피우는 담배나 돌려 쓰는 립스틱, 술잔 등 무엇이든 가리지 않고 감염의 매개체로 이용하는 뻔뻔스러운 병균이기 때문이다. 바닷가에 가 보자. 스킨스쿠버 다이빙용 호흡관을 빌려 쓰는 사람들이 얼마나 많은가? 게다가 남이 쓰고 반납한 것을 잘 소독한 다음 입에 무는 사람이 몇이나 되는가?

명심하라. 침이 닿는 물건을 남과 함께 써서는 안 된다.

세균이 득실거리는 휴대전화

미국 과학자들이 휴대전화에 잔류하는 세균에 대한 자세한 연구를 진행했다. 조사과정에서 1㎠당 20,900마리의 세균이 검출되었다. 어떻게 이렇게 많은 세균이 있을 수 있을까? 먼저, 우리가 전화기에 대고 말을 할 때 튀는 침이 휴대전화를 세균의 온상으로 만든다. 또, 휴대전화를 닦는 일이 거의 없을 뿐더러 특히 마이크 구멍처럼 닦고 싶어도 닦기 어려운 부분을 애써 청소하는 경우는 더욱더 흔치 않다.

그렇다면 방법은 별로 없다. 우선 될 수 있는 대로 남에게 휴대전화를 빌려주지 말자. 또 정기적으로 전화기를 청소하는 것도 중요하다. 예를 들어 아침마다 부드러운 천 같은 것을 이용하여 전화기를 닦는 것으로 정해놓는 것도 좋다. 감기나 앙기나 같은 질병을 앓고 있을 때에는 더욱더 신경을 써서 닦아주어야 한다. 이 두 가지만 잘 지켜도 주변 사람들 사이에 일어날 수 있는 병원균의 감염을 예방할 수 있고 자신이 앓던 질병에 재감염되는 일도 막을 수 있다. 도대체 몇 주가 지나도록 감기가 떨어지지 않아 지긋지긋하다는 사람들은 먼저 휴대전화를 청소해보도록 하자.

손수건이여, 이제 안녕

신체기관내로 들어오는 세균을 1차로 막는 신체기관은 코다. 감기 증세를 일으킬 수 있는 강력한 전염성 병원균의 종류가 200여 가지나 되는 상황이니, 우리의 코가 잠시 쉴 새도 없이 부지런히 일하고 있다는 점은 인정해주어야 하겠다. 다행히 코 안의 점액질 막을 뚫고 들어오는 병원균은 거의 없지만 그럼에도 불구하고 많은 성인들이 일 년 동안 두 번에서 다섯 번까지 감기에 걸리고 있고 아이들의 경우에는 그 횟수가 더 많다. 감기에 걸리는 횟수를 줄이기 위해서는 먼저 우리의 코가 병원균에 노출되지 않도록 해야 한다. 그러나 손수건으로 코를 닦는 행위가 바로 병원균에 코를 노출시키는 것임을 알고 있는 사람들이 많지 않다.

감기에 걸리면 자주 코를 풀어 콧물을 제거해야 한다. 그런데 콧물에는 왕성한 번식력을 자랑하는 세균이 들어 있다. 특히 공기가 통하지 않고 따뜻한 호주머니에 넣어둔 손수건은 세균이 번식하기에 최적의 조건을 갖추고 있다. 코를 푼 손수건을 주머니에 넣어두었다가 다시 꺼내어 콧물을 닦는 행위는 좀 전보다 수적으로나 유해성으로나 더욱더 강력해진 세균에 우리의 코를 노출시키는 것이 된다. 감기가 몇 주 동안이나 떨어지지 않고 우리를 괴롭히는 이유가 바로 이것이다. 그 손수건을 빌려 쓰는 사람이 감기 바이러스에 감염될 위험이 있다는 사실은 말할 필요도 없겠다.

이런 위험을 피하고 싶다면 천으로 만든 손수건 대신 휴지를 사용하도록 하자. 대신 코를 푼 휴지는 주머니에 넣어두지 말고 바로 버려야 한다. 그리고 재채기가 나오면 휴지로 입을 가려야 한다는 사실을 잊지 말도록 하자. 재채기를 할 때 입 안에서 침이 튀어나오는 속도는 시속 170km까지도 될 수 있다!

추워서 감기에 걸린다고?

감기 이야기가 나온 김에 우리가 잘못 알고 있는 건강 상식을 짚어보도록 하자. 세대가 바뀌어도 변치 않는, 누구나 한 번쯤 들어보았을 말이 있다. "옷 좀 두껍게 입어라. 감기 걸릴라." 이런 잔소리를 듣지 않고 자란 사람이 있을까? 문제는 의학적으로 추위와 감기는 아무 상관이 없다는 것이다. 추위 자체는 병원균을 옮기지 않는다. 감기는 병원균에 감염된 사람, 특히 기본적인 위생을 무시하는 사람들이 옮겨주는 것이다.

　반면, 추운 계절에 감기에 잘 걸리는 것은 온도가 낮아지면 우리의
신체 기관이 약해져 병원균에 쉽게 감염되기 때문이다.

충치 치료

"이빨이 빠지고 있다. 내가 철저하게 죽어가고 있는
것이다."

— 볼테르

우리는 매일 이를 닦는다. 그러나 단순히 이만 닦아서는 입 안의 위
생을 완벽하게 유지할 수 없다. 대수롭지 않게 생각한 충치가 목숨을
위협하는 무서운 질병으로 발전할 수 있다는 사실을 알고 있는가? 어
떻게 그런 일이 가능한 지 알아보기로 하자.

치통이 뇌종양으로

충치는 수많은 세균을 보유하고 있고 그 세균들이 몇 주, 몇 달, 혹
은 몇 년에 걸쳐 심장판막으로 조금씩 이동하는 경우도 있다. 전문의
들은 치조농루나 홍반성, 궤양성 구내염을 특히 조심해야 한다는 의
견을 내놓고 있다. 이런 질환은 극심한 통증을 동반하지만 그 때문에
치과에 가는 것을 미루지 않게 되니 오히려 다행스럽다고 해야겠다.
이외에도 호흡곤란이 일어나 병원에 갔는데 출혈을 동반한 잇몸염증

이라는 진단을 받는 경우가 있다. 이처럼 통증이 없이 진행되면서 병원균을 퍼뜨리는 구내질환도 있다. 구강 내에 상주하는 세균은 이를 부식시킬 뿐 아니라 서서히 주변의 조직들을 침범해가며 세력을 확장해 나간다.

목의 임파선이 부어오르는 것에서부터 반복되는 이비인후과 질환까지, 세균을 퍼뜨리는 충치로 인한 질병은 매우 다양하다. 중이염, 앙기나, 인두염, 후두염에 자주 걸리는 사람은 치과에 가서 검사를 받아보는 것이 좋다. 병원에서 처방받은 항생제로 치료를 하고 난 뒤 일주일 정도 지나 증세가 다시 재발하는 수가 있다. 충치에서 퍼져 나온 세균에 재감염되는 것이다. 매년 프랑스에서 이런 식으로 남용되는 항생제의 양이 얼마나 되는지 혹시 알고 있는가? 이런 경우라면 근원을 치료해야만 재발을 막을 수 있다. 즉 충치를 치료해야만 한다는 말이다.

충치를 방치하는 시간이 길어지면 앞서 말한 질환들보다 훨씬 더 심각한 질병으로 발전할 수 있다. 혈액을 통해 이동한 세균이 폐를 감염시키거나 뇌종양을 일으키는 경우가 있는 것이다. 해마다 원인불명의 고열증세로 인한 입원환자와 예후가 나쁜 패혈증으로 응급실에 실려 오는 환자들을 볼 수 있는데 그 원인을 조사해보면 거의 모두가 오랫동안 방치된 충치 때문이라는 사실이 밝혀진다! 완벽한 구강 건강을 지키기 위한 위생법을 무시했다가는 치명적인 결과를 얻을 수 있음을 명심하도록 하자. 특히 당뇨병이나 매독 등의 질병으로 인해 이미 면역체계가 약해진 사람들은 정기적으로 치과 검사를 받아야 한다. 이런 질환이 없는 건강한 사람들 역시 같은 위험에 노출되어 있다는 사실을 잊지 말자. 세균은 언제라도 우리를 공격할 준비가 되어 있다.

치아 vs 심내막염(心內膜炎)

매년 수천 명의 사람들이 심내막염에 걸리고 있다. 심장판막에 염증이 생기는 질환인 심내막염은 치사율이 20%에서 30%에 이르는 무서운 병으로, 환자는 심장판막이 수축되거나 승모판(僧帽瓣, 좌심실이 수축할 때 혈액이 대동맥으로 역류하는 것을 막는 판 -역주)의 기능이 떨어지는 증세를 보일 수 있다. 환자에 따라 이런 증세가 심장병으로 발전하는 경우도 있다. 그런데 정기적으로 치과 검사를 받으면 세균성 심내막염을 예방할 수 있다. 또 충치 치료를 받기 전에 항생제를 처방받아 복용하면 혹시 모를 감염을 방지할 수 있다.

자, 이렇게 예방을 할 수 있는 경우에는 최악의 사태를 막을 수 있다. 그러나 급성 심내막염의 경우에는 애기가 달라진다. 평소 이런 환자들에게서는 숨이 차다는 것 외의 특별한 증세가 나타나지 않는다. 아예 아무런 증세를 보이지 않는 환자들도 있다. 그러나 심장판막은 세균이 살기에 좋은 조건을 갖추고 있다는 사실을 알아두어야 한다. 충치에서 퍼져 나온 세균이 심장판막으로 이동하여 심장조직에 구멍을 내거나 궤양을 일으키는 등 치명적인 결과를 가져올 수 있다. 급성 심내막염 환자는 원인불명의 고열과 호흡 곤란 등의 증세를 보인다. 발병 원인은 충치에서 유래한 연쇄상구균인 경우가 대부분이다. 치료에는 판막의 손상 정도에 따라 다른 방법이 적용된다. 항생제로 간단히 치료되는 경우도 있고 수술을 통해 인공판막을 이식해야 하는 경우도 있다. 다시 말해, 치과에 가는 것을 미루다가 수술실로 실려가 인공판막을 달아야 하는 지경에까지 이를 수 있다는 말이다. 매년 수 명의 프랑스인들에게 실제로 일어나고 있는 일이다.

이중 예방

모두 알다시피 심장수술은 결코 대수롭게 보아 넘길 만한 일이 아니다. 구균으로 인한 심내막염을 예방하는 방법으로는 크게 두 가지가 있다. 구강위생을 철저히 하는 것과 심장혈관계의 검사를 정기적으로 받는 것이다. 사람들은 자신의 치아나 심장보다 자동차를 더 소중히 생각하고 관리한다. 정말 어처구니없는 일이다. 자동차에서 이상한 소리가 나면 당장 정비소로 달려가 고쳐달라고 아우성이다. 흔히들 '차계부' 라고 하는 자동차 관리일지를 들여다보며 타이어 압력을 신중하게 점검하기도 한다. 만일 우리가 그런 열정을 가지고 동맥의 압력을 점검한다면 큰 병을 얻기 전에 고혈압을 다스릴 수 있을 것이다. 또, 자동차 엔진오일을 가는 횟수만큼만이라도 콜레스테롤 수치를 검사한다면 동맥경화는 물론 심근경색과 반신불수까지도 예방할 수 있다!

예방의 중요성을 깨달았다면, 5년에 한 번씩 정기검사를 통해 우리 몸의 모터라고 할 수 있는 심장의 상태를 점검하고 적어도 1년에 한 번씩은 치과 검진을 받아 충치 치료를 받도록 하자. 이런 검사들이야말로 효과가 높은 예방법의 기초단계라고 할 수 있다. 물론 치아를 위생적으로 관리해야 함은 물론이다.

건강한 치아관리를 위한 몇 가지 조언

우선, 식후에 이를 닦아 세균이 번식할 기회를 주지 말아야 한다.

어디 한 번 솔직하게 대답해보자. 점심식사 후에도 이를 닦고 있는가?
브라질처럼 직장에 개인별로 칫솔과 치약을 가져다 놓고 사용하는
나라들과는 달리, 프랑스에는 점심식사 후에 이를 닦는 사람이 흔치
않다. 최근 학교와 기업체에서 점심식사 후에도 이를 닦자는 캠페인
이 벌어지고 있는 것으로 보아 머지않아 프랑스 사람들도 이런 습관
을 갖게 되리라 믿는다. 레스토랑이나 급식소의 화장실에 간단한 치
약 칫솔 세트를 구비해 두는 방법을 고려해보면 어떨까?

또 하나, 30초 만에 칫솔질을 끝내는 것으로는 별 효과를 볼 수 없
다는 점을 기억하자. 칫솔질을 할 때에는 적어도 3분 동안, 치아의 세
면을 꼼꼼하게 닦아주어야 한다. 칫솔로 빼내기 힘든 음식 찌꺼기는
치실이나 치간 칫솔을 이용해 제거하도록 하자. 물론 이런 도구들 역
시 칫솔과 마찬가지로 새것으로 자주 교환해 주어야 한다!

제5부
생활양식과 건강법

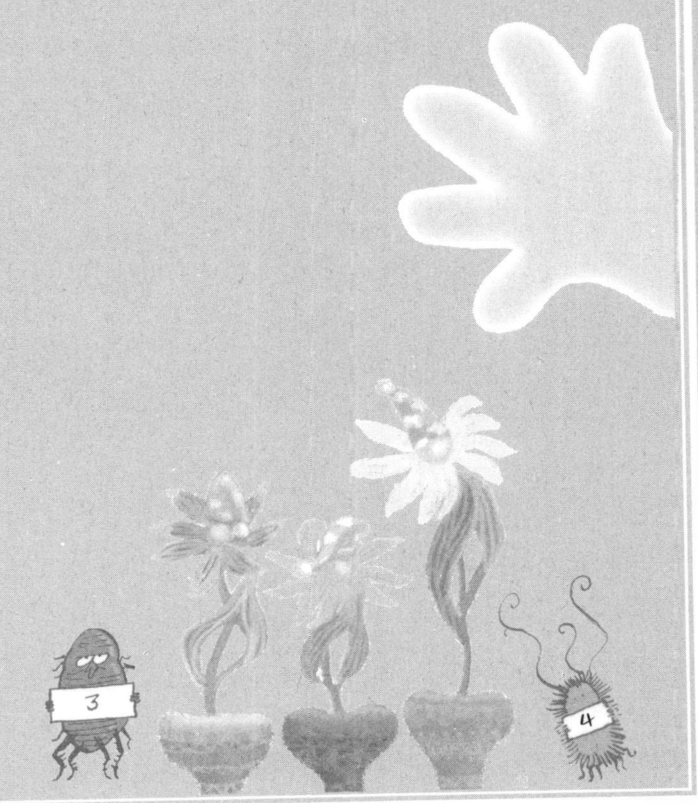

알버트 아인슈타인이 이런 말을 했다. "산다는 것은 자전거를 타는 것과 같다. 균형을 잃지 않으려면 앞으로 계속 나아가는 수밖에 없다." 그런데 현대생활에서는 그 '균형'이라는 것을 지키기가 쉽지 않다. 현대인들은 너무 오래 앉아 있고, 스트레스를 너무 심하게 받으며, 너무 피곤하고, 먹는 약도 너무 많고, 담배도 너무 많이 피우고, 고민도 너무 많다. 건강하게 살려면 우선 이런 과도한 것들에서부터 한 발짝 물러나야만 한다. 모든 면에서의 건강을 지키기 위해서는 우리의 생활방식을 되돌아볼 필요가 있다.

‘아무것도 안 하기’는 너무 힘들어!

“휴가 중이라는 것은 하루 종일 아무것도 하지 않기
를 실행하는 것이다.”

— 로버트 올벤

흔히 생각하는 것과는 달리 움직이지 않고 가만히 쉬는 것은 건강
에 몹시 해롭다. 3개월 동안 양다리에 깁스를 했다고 상상해보자. 깁
스를 풀고 나면 우리의 다리는 근육이 거의 없는 앙상한 모습을 하고
있을 것이다. 다리가 몸무게를 지탱하지 못해 서 있는 것조차 힘들어
할 수도 있다. 한시바삐 재활치료를 받아야 할 정도일 것이다. 우리의
근육은 3개월 정도만 사용하지 않아도 힘을 거의 다 잃게 된다. 신체
의 다른 기관들도 마찬가지이다. 육체적으로나 정신적으로나 건강하
고 활력 있는 상태를 유지하려면 계속 움직여야 한다.

휴가를 지혜롭게 보내려면?

최근 미국에서 발표된 연구 결과에 의하면 3주에 걸친 휴가 기간
동안 우리의 지능지수(IQ)가 20점 정도 낮아진다고 한다. 이 연구는

추첨으로 선발한 학생들을 대상으로 3주간의 휴가 전후의 IQ를 측정하여 그 지수를 비교하는 방식으로 진행되었고 명확한 결론을 얻을 수 있었다. 머리를 쓰지 않으면 지능이 낮아진다. 긴장을 풀면 성취도가 떨어지는 것이다. 다행히 다시 머리를 쓰기 시작하면 지능지수가 올라간다. 업무시간이 세계에서 가장 짧기로 유명한 프랑스에서는 특히 관심을 가져야 할 부분이다. 휴가 중이나 쉬는 날에도 게임이나 독서 등으로 뇌를 자극해주는 것이 좋다. 또 뇌의 활동만큼 중요한 것이 육체활동이니 몸을 많이 움직여주도록 하자.

모두 일어섯!

　줄곧 누워 있는 생활이 건강에 어떤 영향을 미치는지는 입원 환자를 보면 잘 알 수 있다. 장기간 활동을 하지 않은 환자일수록 치사율이 높다. 그게 다 걷지 않아서이다. 사람이 걷지 않으면 대동맥의 울혈로 인한 폐혈전색전증이 나타날 수 있다. 이러한 질병의 예방을 위해서는 혈액응고방지제가 사용되며 입원기간을 최대한 줄이도록 하고 있다. 또 예전에는 산모들이 산후조리를 위해 열흘 정도 누워 있었던 것에 반해 요즘에는 별다른 이상이 없으면 3일 만에 일어나는 것이 보통이다. 이전 시대에 쓰인 의학서에는 젊은 산모들이 첫 출산을 한 후 제8일째에 나타날 수 있는 문제에 대한 설명이 있다. "일 주일 동안 누워 있다가 일어난 산모는 안색이 창백하고 비명을 지르며 쓰러진다." 원인은? 오랜 기간 움직이지 않아 쌓인 핏덩어리가 폐동맥을 막는 폐혈전증 때문이다.
　비행기 승객들 역시 비슷한 위험에 노출되어 있다. 최근 항공사들의 고민거리로 떠오른 이른바 '이코노미클래스 증후군' 이라는 것이다. 승객들이 열두 시간 동안 계속하여 좁은 비행기 좌석에 앉아 있게 되면 정맥염, 혹은 폐혈전색전증과 같은 증세가 나타날 수 있다. 일부 항공사는 승객들을 위해 비행 중에 할 수 있는 운동 시범을 보여주는 영상자료를 상영하고 있다. 그 외에도 될 수 있는 한 자리에서 자주 일어나고 물을 충분히 마시는 것도 이런 증세를 예방하는 데에 도움이 된다.

정맥과 동맥의 힘겨운 싸움

이미 살펴본 바와 같이 오랫동안 몸을 움직이지 않는 것은 뇌와 정맥에 좋지 않다. 동맥도 마찬가지이다. 하루 종일 앉아서 생활하는 사람들에게는 동맥의 지름이 서서히 좁아지는 아테롬성 동맥경화증(atherosclerosis, 죽상동맥경화증. 콜레스테롤을 흡수한 동맥 내피세포가 혈관벽에 쌓여 동맥이 대나무처럼 딱딱하게 굳는 질환─역주)이 일찍 시작된다. 이 증세는 결국 심근경색이나 반신불수로 발전할 가능성이 매우 높다. 뿐만 아니라 현대의학으로도 팔다리를 절단하는 외에 치료방법이 없는 사지동맥염으로 발전할 가능성도 있다. 이를 예방하기 위해서는 규칙적으로 운동을 해야 한다.

열심히 몸을 움직이는 사람들에게는 부행순환(collateral circulation, 곁순환. 원줄기인 동맥에 순환장애가 있을 때 혈액이 장애 부위를 피해 곁가지로 도는 현상-역주)이 일어난다. 신체활동에 의해 자극을 받은 근육은 더 많은 산소를 필요로 하게 된다. 산소는 동맥을 타고 도는 피에 의해 공급되는데, 공급량을 늘리기 위해 동맥에서 갈라져 나온 곁가지가 동맥과 나란히 발달하게 되는 것이다. 원래 머리카락처럼 가늘었던 곁가지들은 근육에 산소를 공급하고 그 기능을 더욱 강화하기 위해 지름을 서서히 넓혀간다. 이처럼 부차적인 망상조직은 동맥을 대신하여 각 신체조직에 산소를 공급하는 시스템으로서의 역할을 한다. 만일 동맥이 막히면 곁가지들이 바통을 이어받아 심각한 혈액순환 관련 질환을 막는다. 정전이 되었을 때 가동하는 비상용 발전기라고 생각하면 이해가 쉬울 것이다.

기억력

우리의 뇌 역시 아무것도 안 하는 것을 몹시 싫어한다. 특히 기억력이 그렇다. 공부하느라 뇌를 계속 사용하는 젊은이들에게서는 기억력과 관계된 문제가 거의 나타나지 않는다. 그러나 나이가 들면 상황이 달라진다. 실제로 기억력에 문제가 있다고 호소하는 환자들의 수는 놀라우리만치 많다. 40세 이상 인구의 30%, 50세 이상 인구의 50%, 75세 이상 인구의 75%가 기억력 장애를 겪고 있다. 프랑스의 알츠하이머 환자는 팔십만 명, 미국의 경우에는 사백만 명이라고 보고된 바 있다. 치료약이 전무한 현실적인 상황으로 보아, 알츠하이머 환자는 계속 증가할 것이라고 예상된다. 게다가 노인 인구가 급속도로 증가하고 있으므로 꼭 알츠하이머병이 아니더라도 여러 가지 기억력 장애는 우리 사회의 큰 문제로 떠오를 가능성이 많다.

50대에 접어들면 더욱 적극적으로 기억력 장애에 대한 대비를 해야 한다. 기억력을 제대로 유지하려면 매일 최대한의 시간을 기억력 강화훈련에 투자해야 한다. 이런 맥락에서 매일 새로운 단어를 외워야 하는 외국어 학습은 아주 훌륭한 예방법이라고 할 수 있다. 새로운 것을 배우기 위한 노력을 하다 보면 신경이 자극된다. 단, 취미삼아 슬렁슬렁 배워서는 효과를 볼 수 없다. 시간을 정해놓고 진지한 자세로 공부를 해야만 한다.

　보통 일에서 은퇴하고 나면 여러 가지 변화에 직면하여 자신이 바쁜 것 같다는 착각을 하게 된다. 아직 노인이라고 할 수 없는 퇴사자들은 주변 사람들에게 이렇기 말하는 장면을 종종 목격한다. "무엇부터 시작해야 할지 모르겠어, 할 일이 넘쳐나. 이제 시간을 내 마음대로 쓸 수 있으니 여태껏 못 해 본 일을 실컷 하려고 해. 봉사단체에도 가입했고, 집수리도 시작해야지…… 오히려 출근할 때보다 훨씬 더 바쁘다고!" 그러나 실제로 바빠지는 경우는 극히 드물다. 많은 연구 결과가 이런 식의 말은 다시 활동을 시작해야겠다는 스스로의 다짐을 정당화하는 것일 뿐이라는 사실을 증명해보이고 있다. 오히려 '나에게는 아직도 할 일이 많다' 증후군 증세를 보이는 사람들의 일상 활동 시간은 점점 줄어들고 있다. 건강에 도움이 되는 진짜 활동과 바쁜 것 같다는 착각을 구별할 줄 알아야 한다. 잘못하다간 아무것도 하지 않고 줄곧 앉아만 있는 생활로 일찌감치 접어들 수가 있다.

보상행동

"금연, 그게 뭐 그리 어렵단 말인가? 나는 하루에도
스무 번씩 담배를 끊는다."

— 오스카 와일드

우리의 전반적인 생활양식을 되돌아보기로 한 이상, 보상심리에 의
한 행동에 대해서도 관심을 가져볼 필요가 있다. 그런 행동들이 야기
할 위험과 어떻게 하면 그런 위험들을 줄일 수 있는지를 거론하기 전
에, 인류가 그토록 복잡한 심리를 바탕으로 한 행동을 하게 된 근본이
유를 찾아보기로 하자.

영원한 우주, 찰나의 인생

먼저 간단한 질문을 해 보겠다. 여러분의 증조부의 유전자 중에서
여러분의 증손자가 물려받게 되는 것은 얼마나 될까? 대답을 들으면
아마 놀랄 것이다. 1.5%! 유전되는 것이 거의 없다고 해도 될 수준이
다. 반면 후손 대대로 물려지는 유전자는 대개 위험한 것으로 혈우병
과 같은 유전병을 발병시키는 성질을 가지고 있음이 밝혀졌다. 재산

도 마찬가지다. 여러분의 증손자는 여러분의 증조부의 재산 중 약 3%만을 물려받을 뿐이다.

이런 수치를 접하면 현실에 충실해야겠다는 생각이 들 것이다. 우리가 가진 것 중에 자손들에게까지 대물림되는 것은 거의 없다. 그러나 많은 사람들이 대물림이라는 상징적인 개념을 포기하지 못하고 있다. 이런 성향을 어떻게 설명할 수 있을까? 사실, 이것은 우리가 가지고 있는 수명에 대한 의식과 연관되어 있다. 인류의 기나긴 역사에 비하면, 우리의 시공간은 찰나에 불과하다. 100세 이상의 고령자들을 연구하는 한 재단은 120세 이전에 사망한 사람들은 모두 제 명을 다 채우지 못한 것이라고 간주하고 있다. 90세부터 120세까지의 세월을 양 옆에 간호사들을 세워두고 차나 마시며 때우는 것이 과연 바람직한 것이냐고 반문하는 이들도 있을 수 있다. 하지만 일단 인정하고 넘어가기로 하자.

인간의 수명이 120년이라고 해도 투마이(Toumai, 아프리카 중부 차드 공화국에서 발견된 원인의 화석. 원숭이와 원인류(猿人類)가 분리되기 시작한 700만 년 전의 지층에서 발견된 것으로 가장 오래된 인류의 화석이라고 한다. '투마이'는 차드어로 '삶의 희망'이라는 뜻이다. ─역주) 원인(猿人), 혹은 최초의 인간에서부터 우리 시대까지의 세월에 비교해보면, 아니 우주의 영겁(永劫)에 견주어보면 한 사람의 인생은 그야말로 찰나에 불과하다.

이렇듯 짧은 수명을 허락받은 우리는 영원히 지속될 무엇인가를 만들어내고 싶어한다. 소유하고 물려준다는 행위는 그 '영원'에 접근하려는 수단이라고 할 수 있다. 그리고 이것이 바로 근본적인 불안을 보상하기 위한 일차적인 행동인 것이다. 이런 행동에 보상심리가 작용한다는 사실은 다들 잘 알고 있을 것이다. 자신의 힘으로 어쩔 수 없는 난관이 닥치면, 우리는 다른 돌파구를 찾아 행동하게 된다. 그것이 우리에게 이롭다고 믿으면서 말이다. 그러나 이런 행동들은 우리의 인생 전반에 걸쳐 악영향을 끼칠 뿐이다.

위험을 무릅쓴 현실 도피는 어리석은 생각

먼저, 흡연자들의 예를 들어보기로 하자. 담배를 피우기 시작하거나 끊지 못하는 이유는 다양하지만 그 어느 것도 설득력이 없기는 마찬가지다. 담뱃갑에 "흡연은 당신의 생명을 앗아갑니다." 혹은 "흡연은 심각한 질병의 원인이 됩니다." 등의 경고문을 넣거나 공공장소에서의 흡연을 금지하거나 담배 값을 인상하는 등 흡연을 말리기 위한 여러 가지 조치가 취해지고 있다. 그럼에도 불구하고 담배는 잘도 팔려나가고 있으며 여전히 많은 청소년들을 유혹하고 있다.

담배가 가져다주는 위험에 관해 알고 있느냐는 질문에 대한 흡연자들의 답변은 모순의 극치를 보여준다. 거의 모든 흡연자가 담배로 초래될 위험에 관해 너무나 잘 알고 있다. 완벽할 정도로……. 그럼에도 불구하고 담배를 끊지 못하는 이유는 대체 무엇이란 말인가? 그들은 담배를 피우며 위험에 도전하고 있는 것이다. 마치 자신이 불멸의 존재라도 된 듯이 말이다. 흡연자들의 답변은 얼추 이런 논리로 정리해볼 수 있다. "나는 계속 담배를 피우고 있지만 아직도 죽지 않고 살아있다. 이는 내가 더 큰 위험도 이겨낼 수 있다는 것을 의미한다." 이런 의미에서 흡연은 죽음의 공포에 맞서기 위한 전형적인 보상행동이라고 할 수 있다.

마약이나 술에 탐닉하는 것이나 폭식하는 것에도 마찬가지 원리가 작용한다. 당뇨환자나 심장병 환자가 어느 날 갑자기 의사나 주위 사람들의 만류에도 불구하고 피해야 할 음식을 마구 먹어대는 것을 목격한 경험이 있을 것이다. 이런 경우에도 역시, 환자들은 위험을 자초함으로써 순간적으로나마 병에서 해방된다는 느낌을 맛보는 것이다. 복받치는 불안이나 공허함을 금기에 도전하는 보상행동으로 이겨보려고 하다가는 결국 자신의 몸을 망치게 된다. 더군다나 이런 보상행동들은 진정한 즐거움을 가져다주지 못한다. 폭식이나 술, 담배, 그 어느 것도 기쁨을 주기는커녕 역효과를 낸다는 사실을 알아야 한다. 한순간의 충동이 사라지고 나면 불만과 자괴감과 후회가 밀려오기 시작한다. 뻔한 결과를 너무나 잘 알고 있지만 이런 행동을 극복해내기란 결코 쉬운 일이 아니다. 니코틴 패치나 금연껌, 혹은 식이조절도 큰 도움이 되지 않는다.

이런 문제를 해결하려면 건강을 해치지 않으면서 심리적 불안을 효과적으로 없앨 수 있는 방법을 찾아야 한다. 그 방법을 찾기까지는 넘어야 할 산이 많다. 불안완화제는 무기력증이나 성욕감퇴 같은 부작용이 나타날 수 있어 권하고 싶지 않다. 담배, 술, 혹은 폭식에 대한 부작용은 모두 아는 바와 같으니 이러한 보상행동은 반드시 중단해야 한다. 보상행동을 그만두면 보다 건강한 생활과 더불어 기쁨과 행복을 보장받을 수 있다. 하지만 어떻게 하면 이런 것들에서 벗어날 수 있을까?

보다 건강한 삶을 위하여

이미 앞에서도 이야기했듯이, 건강을 해치는 보상행동을 그만둔다는 것은 결코 쉬운 일이 아니다. 그러나 날마다 기록을 해나가는 습관만으로도 큰 도움을 받을 수 있다. 자신의 행동을 기록하다 보면 보상행동에 굴복하지 않을 힘을 갖게 된다. 자신의 상태를 자각함으로써 보상행동을 그만두는 데 필요한 거리를 유지할 수 있게 되는 것이다.

각자 자신에게 맞는 특별한 방법을 찾는 것도 중요하다. 몇 가지 예를 들어볼까 한다. 카카오 100%의 초콜릿을 한 조각 먹는 것도 효과적이다. 당장에는 쓴맛이 비위에 거슬릴 수도 있으나 몇 분이 지나면 기분이 좋아지고 더 이상의 욕구가 느껴지지 않는다.

육체활동도 스트레스와 긴장을 없앨 수 있는 좋은 방법이다. 20분 정도 달리기를 하고 나면 마음을 안정시켜주는 물질인 엔도르핀이 분비된다. 갑자기 운동하고 싶은 마음이 들 때를 대비해 사무실에 항상 운동복을 준비해놓는 방법도 추천하고 싶다. 시간도 없고, 너무 번거롭다고? 정말로 그렇게 생각하는가? 그러나 잘 찾아보면 몸을 움직일 정도의 시간은 항상 있기 마련이다. 잠깐의 틈을 내는 것이 정말로 불가능하다면 집에서 마사지를 하는 방법도 있다. 마사지는 근육을 이완시켜주고 뭉친 근육을 풀어준다. 특히 척추와 목의 긴장을 푸는 데 효과적이다.

여러분에게 가장 잘 맞는 방법을 찾는 것은 여러분 각자의 몫이다. 그러나 불안은 누구나 느낄 수 있는 자연스러운 감정이고 불안한 감정이 들면 보상행동에 대한 욕구 역시 자연히 일어나게 된다는 것을 기억하기 바란다. 그런 행동들을 하지 않기 위해서는 노력이 필요하다. 목숨을 걸어보았자 돌아오는 것은 하나도 없다.

다른 시각으로 바라보라

"습관은 자유에 대한 구속이다."
— 앙브르와즈 비에르스

옛날 이야기를 하나 해 보겠다. 두 남자가 같은 날 죽었다. 하늘에 올라간 두 남자는 신 앞에서 자신들이 살아온 이야기를 해야 했다. 천국으로 갈 자격이 있는지 심사하는 과정이었다. 둘 중 나이 많은 남자가 먼저 이야기를 시작했다. 아버지의 뒤를 이어 구두 고치는 일을 했던 그는 자식을 셋 두었고 손자손녀도 많았다. 평생 같은 집에서 살았고 같은 일을 했으며 가게 앞에 있는 카페에 단골로 다녔다는 그의 이야기는 3분 만에 끝났다.

이제 다른 남자의 차례가 되었다. 비록 스무 해밖에 살지 못했지만 그 청년이 지상에서 보낸 정열적인 생의 이야기는 석 달이나 계속되었다. 선원이었던 그는 전세계의 바다를 누비다가 배가 머무는 곳에 내려 갖가지 문화의 사람들을 만나고 다양한 직업을 경험했다. 청년은 태국에 피어 있던 난초를 보았을 때의 감동과 중국의 만리장성에 갔을 때의 충격과 티베트의 노 현자 곁에서 머문 기간 동안 깨달았던 것들을 하나하나 이야기해나갔다. 벌거벗고 있으면서도 정숙함을 지키기 위해 양발만은 꼭꼭 감추던 아프리카의 소녀들과 손님에게 자신의 아내를 내주던 북극의 얼음집에 사는 남자들의 이야기도 곁들여졌다.

이 이야기는 한 가지 질문을 남기고 끝을 맺는다. 둘 중 누가 더 오래 살았는가? 지그문트 프로이트의 저서에서 공감이 가는 대답을 찾을 수 있다. 그는 반복적인 행동과 죽음의 충동은 동일하다고 설명했다. 한 사람의 인생이 하루로 요약될 수 있다면 그는 단 하루를 살았을 뿐이라는 것이 프로이트의 견해이다.

자, 어떤가? 우리의 전반적인 생활양식을 객관적으로 돌아보고 기계적으로 반복해오던 습관들을 버려야 할 필요가 있다는 생각이 들지 않는가? 보다 열정적인 삶을 살고 주어진 생의 시간들을 더 값지게 이용하기 위해서 말이다. 그렇다면 생각에 그치지 말고 실행에 옮기도록 하자.

단조로운 생활은 이제 그만

건강한 삶을 살고 싶다면 생활의 리듬과 방향에 변화를 주어야 한다. 자동차를 운전하여 매일 같은 길을 다니다 보면 언젠가부터 주위에 신경을 쓰지 않게 된다. 방심한 채 운전을 하는 것이다. 긴장을 늦추지 않으려면 차를 멈추고 잠시 걷거나 운전대를 과감하게 돌려 새로운 풍경이나 새로 문을 연 가게, 미술관 등을 찾아보아야 할 텐데…… 우리의 신체기관도 마찬가지이다. 제대로 작동하려면 이런 식의 숨돌리기가 필요하다.

늘 하던 행동에서 벗어나 새로운 것을 찾는 행위는 잠을 자는 것과 마찬가지로 우리의 기운을 회복시켜준다. 긴장을 하면 기운이 빠지는 것 아니냐고 반문하는 사람들을 위해 우선 수면의 역설적인 면을 살펴보기로 한다. 수면에는 옥소수면(orhodox 수면의 약어. 정상 수면, 논렘수면이라고도 한다. -역주)과 파라수면(paradox 수면의 약어. 역설수면, 렘수면이라고도 한다. -역주) 두 가지 종류가 있고 사람이 잠을 자는 동안에는 이 두 가지 수면이 일정한 간격으로 반복된다. 옥소수면 상태에서는 몸의 움직임이 일어나지 않는다. 그러나 파라수면 동안 우리는 몸을 움직이고 꿈을 꾸게 된다.

그런데 피로를 더 많이 풀어 주는 잠은 파라수면이다. 수면제는 옥소수면을 유발하기 때문에 약을 먹고 자면 아침에 오히려 피곤함을 느끼게 되는 것이다.

낮 동안에도 마찬가지이다. 기력을 되찾으려면 몸을 움직여 주고 평소에 하지 않던 일을 해야 한다. 점심시간을 이용해 수영장으로 달려가거나 새로운 책을 골라 읽거나 전시회를 찾아가보자! 이런 행동은 뇌를 재생시켜 컨디션을 최고로 만들어준다.

걱정을 줄이자

삶의 질을 높이기 위해서는 걱정을 벗어버려야 한다. 그러기 위해서는 걱정거리를 자꾸 화제에 올리지 말아야 한다. 물론 혼자 고민하는 것도 좋지 않다. 걱정을 줄이기 위해서는 하루에 5분 정도 혼자 조용히 앉아 하지 않아도 될 일과 부담을 줄여도 될 만한 일을 정리해보도록 한다. 매일 이런 시간을 갖게 되면 예상치도 못했던 곤란한 일에 부딪히는 일이 적어지고 말 그대로 웰빙의 삶을 누릴 수 있게 될 것이다.

목발에 의지하려다가 균형을 잃게 된다

"약을 먹는다고 식사를 소홀히 하는 것은 의학이라
는 학문을 파괴하는 짓이다."

— 중국 속담

한 발짝 물러나 생각해보면, 인류에게 크나큰 공헌을 한 현대의학
의 발전에도 우리에게 해로운 이면이 있음을 알 수 있다. 무엇보다 효
과적인 치료법이 자꾸 개발되다 보니 일상생활에서 기본이 되는 건
강수칙이나 예방의 중요성이 무시되고 있다. 좋은 치료약이 있는데,
이것저것 조심하느라 고생할 이유가 무엇이냐고 하는 환자들이 있을
정도이다. 그러나 이런 식의 사고는 위험하기 짝이 없다. 마치 에어백
을 믿고 자동차를 몰아 곧바로 벽을 들이받는 것과 마찬가지다.

근본원인부터 치료하라

사람이 어떻게 해서 나쁜 습관에 빠지게 되는지에 대한 이해를 돕
기 위해 과다콜레스테롤이라는 구체적인 예를 들어보도록 한다. 혈
액 중에 콜레스테롤이 과다하게 존재하는 과다콜레스테롤 상태는 현

대인들에게 흔하게 볼 수 있는 것으로 다른 질병을 유발할 수 있는 위험한 상태이다. 잘 알려진 바와 같이 콜레스테롤에는 좋은 콜레스테롤(HDL, high-density lipoprotein, 고밀도지단백)과 나쁜 콜레스테롤(LDL, low-density lipoprotein, 저밀도지단백)이 있다. 나쁜 콜레스테롤은 동맥벽을 서서히 좁혀가는 아테롬성 동맥경화증을 일으킬 수 있다. 여태껏 발표된 모든 연구결과들은 LDL의 수치가 높을수록 위험하다는 점에 의견을 같이했다. 이 수치가 높으면 심근경색이 일어나거나 반신불수가 될 가능성이 크다는 것이다.

최근 십여 년 동안, 일반대중들도 과다콜레스테롤의 위험에 대해 매우 민감한 반응을 보이게 되었다. 그런데도 여전히 문제는 해결되지 않고 있다.

일단 피검사를 통해 콜레스테롤 과잉혈중이라는 진단이 나오면, 의사는 우선 LDL의 수치를 낮추기 위한 엄격한 생활 관리와 식이요법을 시작하라고 한다. 그러나 그 힘든 치료를 제대로 따라주는 환자는 별로 없다. 몸에 해로운 LDL의 수치가 충분히 낮아지지 않을 경우에는 의사가 콜레스테롤저하제(화학적 작용에 의해 콜레스테롤 수치를 낮추는 약)를 처방해주기 때문이다. 문제를 보다 쉽게 해결하려는 것이다. 높은 혈당수치를 기록한 당뇨병전단계(prediabetes) 상태의 환자에게서도 유사한 경향을 볼 수 있다. 혈당을 낮추는 약으로 상황을 해결하려는 것이다.

실제로, 환자가 평상시의 식습관을 고수해도 때맞추어 약을 먹어주기만 하면 콜레스테롤 수치나 혈당치는 인위적으로나마 정상으로 돌아온다. 이렇게 약에 의존하는 치료의 이면에는 사실 더 큰 위험이 도사리고 있다. 화학적인 위험, 즉 약 성분 자체가 위험하다는 것은 아니다. 일종의 함정이라고 할 수도 있겠다. 약물요법으로 과다콜레스테롤이나 당뇨병 치료를 받고 있는 환자는 병이 나아가고 있다는 느낌을 받는다. 매일 아침마다 병으로부터 놓여나기 위해 희생의 제물을 바친다는 느낌으로 알약을 삼킨다. 혹은 혈액 속의 나쁜 지질이나 혈당으로부터 자신을 보호해주는 부적처럼 약에 의존하게 된다고 해도 좋겠다. 그런데 그런 느낌들이 바로 함정이라는 것이다.

왜 그럴까? 대답은 간단하다. 심장혈관계통 질병의 원인은 복합적이어서 하나로 축소되지 않기 때문이다. 과도한 흡연, 앉아만 있는 생활습관, 과체중, 고혈압, 가족력(家族歷), 스트레스, 과로 등도 죽상판의 형성에 영향을 미쳐 아테롬성 동맥경화증을 유발하는 원인으로 작용한다. 이런 것들을 막기에 항(抗)콜레스테롤제는 역부족이다. 엄격한 생활 관리와 식이요법만이 심혈관계통 질환의 위험을 실질적으로 줄일 수 있다. 매일 치르는 행사처럼 알약을 삼키는 것보다 생활 관리와 식이요법이 더 중요하다고 하는 이유가 바로 여기에 있다. 아무리 약물치료를 받는다 해도 하루에 한 갑씩 담배를 피워대거나 자리에 앉아서 꼼짝도 하지 않는다거나 체중을 줄이지 않으면 아무런 효과를 기대할 수 없다. 콜레스테롤 수치와 혈당수치를 인위적으로 끌어내리는 것으로는 경색이나 반신불수의 위험을 막을 수 없다는 말이다.

중요한 것은, 근본원인을 찾아 치료하는 것이다. 위험요소를 없애는 것부터 시작하지 않으면 아무리 열심히 약을 먹어도 동맥은 계속 좁아지기 마련이다. 몸을 움직이고, 음식을 조절하고 담배를 끊어야 한다. 이것이 심장혈관계통 질환을 막을 수 있는 최고의 방법이다. 다양하고 균형잡힌 식단과 규칙적인 운동, 그리고 담배 없는 건강한 생활 덕분에 정상적인 콜레스테롤 수치와 혈당치를 되찾는 사례가 매우 많았다는 점을 기억해두자.

심장을 지키는 새로운 방법

"포도주는 세상에 존재하는 그 어떤 음료보다도 위
생적이고 건강에 이롭다."

— 루이 파스퇴르

심장혈관계통의 질환은 여러 사망원인들 중에서도 단연 선두자리
를 지키고 있는 치명적인 질환이다. 이런 상황이니 다시 한 번 예방의
중요성을 강조하지 않을 수 없다. 심장혈관계통의 건강 역시 위생과
깊이 연관되어 있다. 하지만 뭐든 소독하고 살균해야 한다는 이야기
를 하려고 하는 것은 아니니 오해 마시길! 위생적인 생활, 즉 보다 효
과적인 건강법을 유지하자는 것뿐이다. 몇 가지 습관을 바꾸는 것만
으로도 우리는 몇 년의 수명을 더 누릴 수 있게 될 것이다.

혈관 사고는 다모클레스의 칼*

(*다모클레스는 참주(僭主) 디오니시오스의 연회에 초대되어 말총으로
매단 칼 아래에 앉아 언제 그것이 머리 위로 떨어질지 모르는 위험한 상
태를 경험한 고대 그리스의 인물. '다모클레스의 칼'은 항상 도사리고
있는 절박한 위험을 비유하는 관용적인 표현이다. —역주)

심근경색을 비롯한 뇌혈관 사고는 예고 없이, 또 이유도 없이 찾아

온다. 경색의 경우, 평소와 다름없이 생활하던 사람이 갑자기 심장 부위에 극심한 통증을 느끼게 되면서 불행이 시작된다. 일단 일이 터지면 환자의 사활은 시간에 달려 있다. 과거와는 달리 요즘에는 구급차가 빨리 와 주기만 한다면 심장을 소생시킬 수 있다. 좁아진 혈관을 막고 있던 핏덩이를 용해시키면 심혈관기관이 다시 정상적으로 가동할 수 있는 것이다. 반면 시간이 지체되면 환자는 사망하게 되거나 심부전(心不全, cardiac failure)으로 조금만 움직여도 숨이 가빠오는 고통을 감수하며 남은 일생을 보내게 된다.

심근이 가장 빈번하게 타격을 입지만, 다른 동맥들도 안전하다고 할 수는 없으며 특히 뇌에 피를 공급하는 정동맥도 위험에 노출되기 쉽다. 동맥이 막히면 반신불수가 되거나 한쪽 눈의 시력을 잃게 되는 등 뇌의 어느 부분이 손상되었느냐에 따라 다양한 증세가 나타난다. 아직까지도 다리로 가는 동맥이 심하게 막혀 별다른 도리 없이 절단을 해야 하는 사례가 적지 않다. 간단히 말해, 혈관 사고가 일어나면 온갖 비극이 뒤따르고 결국 한 사람의 인생이 망가지고 만다. 그러니 이런 사고를 사전에 막는 것이 무엇보다 중요하다고 하겠다. 혈관이 좁아지는 데에는 10여 년의 세월이 걸리지만 어느 날 갑자기 막혀 버리고 나면 외과적인 조치를 하는 수밖에는 다른 도리가 없다.

그렇다면 동맥을 건강하게 유지하는 방법으로는 어떤 것이 있는지 알아보기로 하자.

심장과 혈관을 위한 새로운 건강법

첫 번째로 소개할 방법에 여러분은 아마 놀라움을 금치 못할 것이다. 그러나 이 방법은 수많은 사례를 다루어 본 후에 찾은 것으로, 바로 다이어트를 그만두라는 것이다! 엄격한 다이어트는 따르기도 어렵거니와 장기적으로 볼 때, 결코 효과적이라고 할 수도 없다. 다이어트를 하기로 굳게 마음먹은 사람도 한 번 결심이 무너지고 나면 참았던 음식을 닥치는 대로 먹어대다가 요요현상을 겪게 된다. 결국 더욱 살을 찌우기 위해 밥을 굶는 격이다. 게다가 혈중 콜레스테롤 수치도 다시 치솟게 된다. 물론, 다이어트를 그만두라는 것을 아무렇게나 먹어도 좋다는 뜻으로 착각해서는 안 된다. 이는 무리하게 굶지 말고 자신이 평생 계속할 수 있는 건강한 식단을 찾으라는 의미이다. 이 주제에 대해서는 가장 중요한 점에 대해 몇 줄만 할애할 생각이나 더 깊은 내용을 다룬 책들이 시중에 많이 나오 있으니 참고해보기 바란다.

제일 먼저, 등푸른 생선을 일 주일에 두 번 정도 섭취하고, 점심식사와 저녁식사에 포도주를 한 잔씩 곁들이라고 권하고 싶다.

나는 지금으로부터 10년 전, 『오메가 3』(플라마리옹 출판사, 1995)라는 책을 쓰면서 등푸른 생선을 일 주일에 몇 번 먹는 것이 몸에 이롭다고 소개한 바 있다. 책이 출간된 이후, 세계적으로 수많은 연구가 진행되었고 이 방법의 효과가 입증되었다. 특히 일본인과 에스키모인들 중에서 심근경색 환자를 거의 찾아볼 수 없는 것은 매일 생선을 먹는 식습관과 관련이 있다는 사실이 밝혀졌다. 생선에 함유된 좋은 지방질은 우리의 심장을 보호해준다. 그러나 그 지방질이 모든 생선에 들어 있는 것이 아니라는 점에 주의하도록 하자. 흰살 생선에는 상대적으로 좋은 지방질이 적다. 또, 생선을 익히는 과정에서 상당한 양의 오메가 3 지방산이 파괴된다는 점도 기억해두기 바란다.

이제 적포도주의 효능에 관해 알아보도록 하자. 적포도주를 머끼 한 잔씩 마시는 것이 심장혈관질환 예방에 효과가 있다는 사실이 증

명되었다. 이렇게 심장혈관질환 예방과 직접적인 연관이 있는데도
건강관리공단측에서는 포도주 값을 보험처리해줄 방안 같은 것은 염
두에조차 두고 있지 않다! 농담이 아니라, 미국의 과학자들은 프랑스
사람들이 미국 사람들보다 훨씬 많은 양의 포도주를 소비하면서도
심근경색 환자 발생률은 훨씬 적은 기이한 현상을 '프렌치 패러독스
(French Paradox)'라고 규정한 바 있다! 그외에도 세계 각국에서 실시된
연구조사 결과 적포도주를 적당히 마시는 것이 심장혈관질환 예방에
효과가 있다는 사실이 밝혀졌다. 그러나 과한 양을 마실 경우, 역시
건강에 이상이 올 수 있다는 연구 결과도 많이 보고되었으니 조심해
야 한다. 적정량 이상의 포도주를 섭취하면 심장혈관질환 예방효과
가 사라질 뿐더러 간이 상할 수 있고, 오히려 심장에 무리가 가게 된
다! 결국 적당한 양을 지키는 것이 가장 중요하다고 하겠다.

식사 후에 걷는 것도 좋은 컨디션을 유지하는 데에 큰 도움이 된다.
그러나 30분간 쉬지 않고 걸어야 한다는 점에 주의하도록 하자. 이 방
법의 효과 역시 이미 과학적으로 증명이 되었다. 매일 30분간 걷기를
계속하면 심장혈관질환의 위험을 1/3로 줄일 수 있다. 걷기를 시작한
후 처음 20분 동안, 우리 인체조직은 당을 분해한다. 그 다음부터는
우리의 동맥을 서서히 막아가는 나쁜 지질에 집중하여 나쁜 콜레스
테롤인 LDL의 수치를 줄이고 좋은 콜레스테롤인 HDL의 수치를 높이
게 된다.

한 가지 주의할 점이 있다. 중간에 멈추어서는 안 된다는 것이다.
시간을 다 채우지 못했을 경우에는 처음부터 다시 시작해야만 원하
는 효과를 얻을 수 있다. 이런 맥락에서 골프는 30분간 멈추지 않고
산책을 하는 것보다 심장혈관질환 예방에 효과적이지 않다. 여러분
이 골프 마니아라면, 조깅이나 빨리걷기 같은 운동을 한 가지 더 해주

어야 한다는 점을 염두에 두어야 한다.

자, 보다 가벼운 이야기로 이 장을 마칠까 한다. 물론 과학적인 측면으로는 전혀 가볍다고 볼 수 없는 진지한 이론이다. 영국의 에브라임 교수가 웨일즈의 케어필리 시의 남성 2,400명을 대상으로 연구를 진행한 적이 있었다. 연구 목적은? 규칙적인 운동과 심장의 보호 사이의 관계를 규명하고자 하는 것이었다. 구체적으로는 참가자들의 성관계 빈도에 관한 조사도 실시되었다. 10년 동안 계속된 연구조사 결과, 적어도 일 주일에 세 번 이상의 성관계를 한 남자들에게서는 심장발작과 뇌출혈 사고가 훨씬 적었다는 결론을 얻었다. 이외에도 이 사실을 입증한 다른 연구조사 결과도 보고된 바 있다.

실제로 성행위는 건강에 도움을 준다. 새로운 약의 개발로 고령에 이르기까지 성기능을 유지할 수 있게 된 것은 우리의 건강을 위해 바람직한 진보라고 할 수 있겠다!

제6부
우리를 노리고 있는 바이러스들

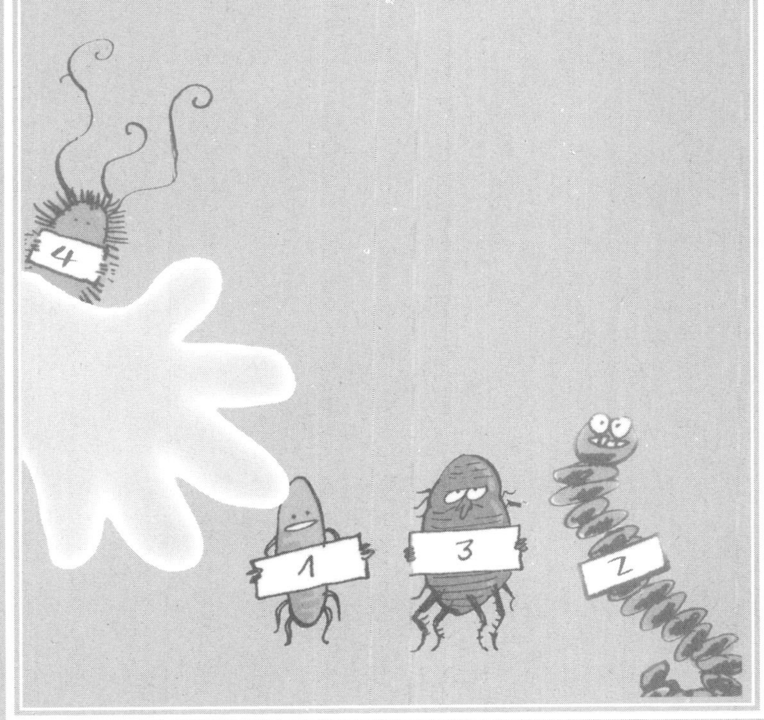

이 책의 마지막 장에서는 시야를 좀더 넓혀 보기로 한다. 앞에서 우리는 개인적인 차원의 새로운 건강법을 받아들이면 질병을 충분히 예방할 수 있고 더 나은 삶을 보장받을 수 있다는 것을 확인해보았다. 그러나 건강을 지키기 위한 위생관리는 보다 넓은 범위까지 적용되어야 한다. 전세계에서 맹위를 떨치는 바이러스에 대한 대책이 필요하다는 이야기이다. 레지오넬라균, 에볼라(Ebola) 바이러스, H5N1(조류독감 바이러스), 치쿤구니아 바이러스를 비롯한 강력한 신종 바이러스들이 우리를 노리고 있다. 이들 바이러스는 단기간에 지구상의 수억 인구를 위험으로 몰아넣을 수 있다. 과연 이 바이러스들의 정체는 무엇이며, 우리 스스로를 지키기 위한 방법으로는 어떤 것이 있을까?

우리 사회로 돌아온 재향군인병원균…

"더운물은 자신이 한때 찬물이었다는 사실을 잊지
않는다."

— 아프리카 속담

1976년 미국, 재향군인들이 매해 열리는 총회 참석차 한 호텔에 모였다. 얼마 후 일부 회원들이 심각한 폐렴증세를 보이기 시작했다. 환자들은 모두 같은 병원균에 감염되었음이 밝혀졌고 그 병원균은 레지오넬라균, 즉 재향군인병원균이라는 별명으로 불리게 되었다. 즈변에서 흔하게 발견되는 이 병원균은 특히 물 속에서 많이 검출되며 25°C에서 45°C 온도의 물에서 왕성하게 번식한다. 또한 급수가열기나 냉각탑, 분수, 대중탕의 물에서도 쉽게 증식한다.

감염경로와 증세

레지오넬라균의 감염 경로는 일정하다. 사람 사이에서 옮는 것이 아니라 샤워꼭지나 환기 시스템, 냉난방 시스템 등을 통해 병원균을 함유한 매개체가 분사되어 옮겨지는 것이다. 짧게는 이틀, 길게는 열흘까지도 지속되는 잠복기를 거치고 나면 재향군인병의 전형적인 증세, 즉 고열과 극심한 흉통을 동반한 호흡곤란 증세가 나타난다. 치료에는 항생제가 주로 쓰이고 호흡보조기를 착용해야 하는 경우도 있다. 프랑스에서는 해마다 약 천 명의 재향군인병 환자가 발생하고 있다. 결코 무시할 만한 숫자가 아니다.

감염을 피하기 위한 두 가지 조언

재향군인병에 감염되지 않으려면 우선 급수장치와 환기장치의 위생관리를 철저히 해야 한다. 물탱크 내부에 물때가 끼거나 부식이 되지 않도록 하는 것은 물론 온수 온도를 높게 유지하고 순환이 잘 되도록 관리한다. 특히 신경을 써야 할 두 가지를 소개하겠다. 먼저 휴가여행에서 돌아온 경우와 같이 온수를 한동안 사용하지 않았다가 다시 쓰게 되었을 때에는 수도꼭지를 틀어 몇 분 동안 물을 흘려 버리도록 한다. 또, 만약 그 온수가 급수가열기에서 공급되는 물이라면 매년 정기점검을 받아 장치를 관리하도록 한다. 급수가열기 내부에 낀 물때는 레지오넬라균이 번식하기에 좋은 조건을 제공한다. 막강한 전투력을 자랑하는 재향군인병의 공격은 피하고 보는 것이 상책이다.

불가사의한 에볼라균,
식물에서 사람에게로 옮는다

"피는 피를 부른다."

—윌리엄 셰익스피어

에볼라 바이러스는 가장 유독한 병원균 중에서도 거의 최고라고 할 수 있는 치명적인 병원균이다. 이 바이러스는 1976년, 아프리카의 수단과 자이르에서 동시에 발생한 감염환자들에 의해 세상에 알려졌다. 이후 이 바이러스는 자이르의 에볼라 강의 이름을 본따 에볼라 바이러스라고 불리게 되었다. 에볼라 바이러스의 피해규모는 엄청난 수준이었다. 자이르에서 280명, 수단에서 150명의 에볼라 출혈열로 인한 사망자가 발생했다. 2003년에 다시 한 번 일어난 집단 발병으로 새로운 희생자가 잇달아 나왔다.

이기기 힘든 싸움

에볼라 바이러스를 정복하기 어려운 첫 번째 이유는 이 병원균이 사람들 간의 접촉에 의해 쉽게 전파된다는 점에 있다. 감염환자에게서는 4일에서 9일간의 잠복기 이후에 고열과 근육통, 설사, 그리고 구토 증세가 나타난다. 이런 증세는 시간이 지나면서 신체 여러 부위의 출혈, 신장과 간기능 부전 등으로 악화되며 결국 환자는 코마 상태에 빠졌다가 사망에 이른다. 에볼라 출혈열로 인한 치사율은 50%에서 80%까지로 보고되었다. 초기 증세를 보인 환자는 보통 일 주일 만에 사망한다.

두 번째 문제는 효과적인 치료약이 개발되지 않아 치료 자체에 한계가 있다는 점이다. 백신을 비롯한 예방대책이 전무한 상태이기 때문에 환자 치료를 담당한 의료진들은 감염의 위험에 그대로 노출될 수밖에 없다. 그러므로 집단 발병이 일어났을 때에는 무엇보다 감염환자들의 격리가 우선되어야 한다. 환자와 접촉해야 하는 의료진들은 보호복과 마스크를 반드시 착용해야 한다. 그리고 될 수 있는 한 감염환자와 접촉하는 사람들의 수를 줄이는 것이 중요하다.

치명적인 바이러스의 원천지는?

인간 환자에게서 에볼라 바이러스를 처음으로 유리(遊離)해낸 이후, 사람들은 효과적인 치료법을 발견하기 위한 첫 단계로 에볼라 출혈열이라는 재앙의 근원을 찾는 데 주력해왔다. 그 결과 이 전염병은 인수공통전염병(人獸共通傳染病, zoonosis), 즉 동물로부터 사람에게로 옮겨지는 병원균에 의한 전염병이라는 의견이 가장 유력한 것으로 떠올랐다. 오랫동안 원숭이가 바이러스를 옮기는 주범이라고 의심을 받아왔으나, 현재는 박쥐를 통해 감염된다는 의견에 더 무게가 실리고 있다.

그러나 심히 염려스러운 전망을 제시하는 또 다른 가설이 등장했다. 스칸디나비아의 과학자 칼 욘슨 교수는 유럽의 정원에 사는 작은 곤충에서 외형상 에볼라 바이러스와 매우 유사한 바이러스를 유리(遊離)해 내는 데에 성공했다. 그 후, 중앙아프리카에서 혈액에 에볼라 바이러스 항체를 보유한 모르모트가 발견되었다. 주목할 점은 이 모르모트가 초식동물이라는 점이었다. 이 두 가지 발견에 근거해 칼 욘슨 교수는 에볼라 바이러스가 동물뿐 아니라 식물에도 존재할 수 있다는 의견을 내놓았다. 이런 가능성은 아직까지 입증된 바가 없으나 욘슨 교수의 가설이 사실이라면 아프리카뿐만 아니라 다른 대륙들도 에볼라 출혈열의 위험에서 자유롭지 못하다는 결론이 나온다. 만일, 식물이 에볼라 바이러스를 곤충이나 동물에게로 옮기는 매개체라던 그 병원균은 영락없이 인간에게로 옮겨질 수 있다. 구체적으로, 더 이상 유럽은 에볼라 바이러스가 침입할 수 없는 안전지대가 아니라는 말이다.

칼 욘슨 교수의 가설이 입증되거나, 혹은 근거가 없는 것으로 드러날 때까지는 집단 발병 가능성이 높은 아프리카의 여러 지역들에 대한 경계를 늦추어서는 안 되겠다. 또한 이 바이러스의 근원과 치료법에 대한 연구에도 더욱 박차를 가해야 할 것이다.

사스(SARS)가 재발할 가능성은?

"전염병은 사랑과 같다. 그것을 두려워하는 사람일
수록 걸리기가 더 쉽다."

— 샹포르, 격언집

여러분 모두가 2003년에 세계를 강타한 사스(중증 급성 호흡기 증
후군, severe acute respiratory syndrome, 영어 약자는 SARS, 프랑스식
표현으로는 syndrome respiratoire aigu sévère를 줄여 SRAS라고 한다)
를 기억하고 있을 것이다. 첫 발병환자는 2002년 11월 중국에서 발생
했으나 세계보건기구(WHO)는 2003년 3월 12일에 가서야 전세계를
대상으로 "베트남, 홍콩, 중국 광둥성에서 발생한 심각한 호흡기성
괴질"에 대한 비상경계령을 내렸다. 3월 22일, 결국 미국 애틀랜타에
서도 같은 바이러스가 발견되었다. 4월 2일, 세계보건기구는 홍콩과
중국 남부 일부를 여행 자제 지역으로 선포했다. 그러나 괴바이러스
의 확산은 2003년 7월까지 계속되었다.
　결국 총 28개 국가가 사스의 타격을 입었고 8천 명의 감염환자가
발생했으며 774명이 목숨을 잃었다. 우리는 어떻게 이 바이러스를 이
겨낼 수 있었던 것일까? 그리고 아직까지 우리에게 남아 있는 위험으
로는 어떤 것들이 있을까?

강력한 신종 바이러스

사스(SARS)의 원인균은 변종 코로나 바이러스이다. 2003년 이전에 인간에게서 발견된 코로나 바이러스의 형태에는 HCoV-229E와 HCoV-OC43의 두 종류가 있다. 이 병원균들은 단순한 호흡기 질환을 일으킬 뿐, 그다지 위험성이 높지 않은 것으로 인식되어 왔다. 그러나 SARS-CoV라는 위험한 변종 바이러스가 발견되면서 상황은 급격하게 변화하게 되었다. 먼저, 이 신종 바이러스를 유리(遊離)해낸 연구소의 놀라운 능력을 높이 사야겠다. 뒤에서 더 자세히 이야기하겠지만 이런 신속한 발견이 귀중한 인명을 구하는 데 크나큰 역할을 했다.

감염은 너무나 단순하게도 바이러스 보균자의 입에서 튄 침에 의해 일어난다. 사스 바이러스는 엘리베이터 버튼과 같은 플라스틱 재질의 표면 위에서 24시간 동안 생존할 수 있을 만큼 강력하기 때문에 집단감염으로 번지기가 쉽다. 일단 인체 내로 옮겨진 바이러스는 2일에서 11일간의 잠복기를 거친 후 열을 동반한 감기증세와 호흡곤란, 그리고 소화장애를 일으킨다. 증세는 시간이 지날수록 악화되어 환자들의 1/4가량이 소생술을 받아야 할 정도로 상태가 나빠지며 병으로 인한 치사율은 10%에 이른다.

호흡기 분비물이나 대변 속에서 바이러스가 검출되면 확실한 진단을 내릴 수 있고 혈액의 구성물질인 혈청을 검사하는 것으로도 전염병 감염 여부를 가려낼 수 있다. 진단이 내려지면 여러 종류의 항생제를 사용한 치료로 이차적인 호흡기 감염을 막는다. 예후에 따라 기계적인 호흡 보조장치가 이용되는 경우도 있다.

감염의 위험을 막기 위해서는 강력한 조치가 필요하다. 환자 격리는 필수라 할 수 있으며 치료를 담당한 의료진들은 반드시 마스크와 장갑, 그리고 보호안경을 착용해야 한다.

아직까지 도사리고 있는 위험은?

사스는 이제 신고식을 치렀을 뿐이다. 신종 바이러스가 어느 정도의 위력을 발휘할 수 있는지 한 번 연습을 해 본 것이다. 2월 21일, 홍콩 국제 호텔에 사스 환자가 투숙한 후, 23일과 24일, 싱가포르와 캐나다에서 사스 바이러스가 검출되었다. 이 사례는 사스와 같은 유형의 전염병이 전세계로 퍼져나가는 데에는 단 며칠밖에 걸리지 않는다는 점을 암시해주고 있다.

불행 중 다행히도 과학자들의 놀라운 연구 성과로 효과적인 치료약이 단시일 내에 개발되었고 사스 바이러스의 확산에 재빨리 제동을 걸 수 있었다. 그러나 사스 바이러스가 완전히 사라진 것은 아니며 이 바이러스에 대한 백신도 존재하지 않는다. 언제든 또다시 대규모 집단감염이 일어날 수 있는 것이다. 그럴 경우, 전체 감염환자들의 약 1/3이 양로원 등 단체생활을 하는 사람들일 것으로 추정된다. 현재로서는 전염병의 재발가능성이 비교적 낮기 때문에 조금이나마 마음을 놓을 수 있다. 게다가 간단한 예방법도 몇 가지 있다. 미국 벌링턴 대학의 젠드로 박사는 사스에 관련된 여러 연구를 진행한 결과 전염병이 발생할 경우 "비행기 환기장치의 가동속도를 두 배로 높이면 감염의 위험을 반으로 줄일 수 있다"는 결론을 얻었다. 이로써 우리는 사스의 공포에서 어느 정도 벗어났다고 할 수 있겠으나 예기치 못한 위험은 여전히 우리 주위를 맴돌고 있다.

치명적인 전염병 조류독감

> "과연 사람이 한 마리 새보다 현명하다고 할 수 있
> 는가?"
>
> — 공자

2005년과 2006년 사이에 세상을 떠들썩하게 했던 조류독감을 다들 기억하고 있을 것이다. 당시 정확한 정보가 아닌 그저 떠도는 말들이 하도 많아서 여러 사람들이 혼란을 겪기도 했다. 우선 조류독감이라는 명칭은 사람에게 감염되는 H5N1 바이러스로 인한 증세와 이 바이러스의 전세계적인 확산을 지칭하는 점을 짚고 넘어가기로 하자. 사실, 과학적인 관점에서는 동물에게 감염되는 조류 인플루엔자와 사람에게 감염되는 조류독감을 구별해야 한다.

아직까지도 조류독감 집단감염의 위험이 완전히 사라진 것은 아니다. 대중매체에서도 이 주제를 전보다 덜 다루고 있기는 하나 조류독감에 대한 공포는 여전히 남아 있다. 지난 18개월 동안 적색경보가 발령된 이유는 무엇이었을까? 의사들과, 전세계 보건기구들, 그리고 보건당국들이 경계령을 내린 이유는? 순식간에 수백만 개의 마스크가 팔려나가고 셀 수도 없이 많은 양의 항생제가 급제조된 이유는 과연 무엇이었을까? 2007년 1월, 유럽땅에서 조류바이러스의 재확산을 두

려워하는 이유는 또 무엇이란 말인가? 오늘날까지 우리를 공포로 몰
아넣고 있는 위험은 무엇이며 이를 극복하기 위한 방법으로는 무엇
이 있을까? 이제부터 이런 의문점들을 보다 명확하게 규명해보기로
하겠다.

H5N1 바이러스가 무서운 이유

　수십 년 전부터 조류 인플루엔자 감염 사례는 꾸준히 보고되어 왔
으나 전염병에 대해 우려하는 사람들은 없었다. 그러나 2004년도 중
반, 중국에서 시작된 전염병으로 인해 상황은 완전히 바뀌었고 결국
H5N1 바이러스의 변형인 Z타입의 유전자형이 발견되기에 이르렀다.
자세한 부분까지 언급하면 너무 복잡해지기 때문에 그저 이 신종 바
이러스가 치사율이 매우 높은 전염병을 유발한다는 점까지만 이야기
하기로 한다. 이 바이러스는 전세계의 수많은 동물들을 희생시키며
엄청난 규모로 퍼져나갔다. 가축에게 퍼진 전염병인 수역(獸疫)의 범
위를 넘어 고양이, 오리, 호랑이, 거위 등 광범위한 동물 종에게로 퍼
지는 동물성유행병으로 확산된 것이다. 야생동물군과 가축을 모두
감염시키는 바이러스 종류는 확산속도도 빠르기 마련이다. 게다가
바이러스로 인한 전염병의 수준이 단순한 수역에서 동물성유행병으
로 넘어갔다면 사람들에게까지 옮겨질 위험도 무시할 수가 없다.
H5N1 바이러스를 정복하기 어려운 이유는 아직 밝혀지지 않은 게 너
무 많다는 점에 있다. 언제 어떻게 시작되었는지에 대한 확실한 설명
이 불가능한 점은 스페인독감의 경우와 비슷하다고도 할 수 있다.

조류독감의 위험을 예고했던 스페인독감

스페인독감은 1918년에 발생한 유행성독감으로 스페인 왕이 사망한 이후 스페인독감이라는 별명을 얻게 되었다. 그러나 피해자는 스페인 왕뿐이 아니었다. 기욤 아폴리네르, 에드몽 로스탕, 구스타프 클림트, 로드리게스 알베스, 브라질 대통령 역시 이 독감으로 사망했으며 자그마치 전세계 4천만 명의 인구가 같은 병으로 목숨을 잃었다. 단 하나의 전염병이 제1차 세계대전 때의 사망자보다 더 많은 수의 피해자를 낸 것이다. 전세계 인구가 지금보다 적었고 여객기도 없던 시절이었음을 감안해 볼 때 이와 같은 수치는 그야말로 충격 그 자체라고밖에 할 수 없겠다. 교통수단이 발달한 요즘에는 눈 깜짝할 새에 바이러스가 퍼져나간다. 스페인독감 피해자의 수를 현재의 상황에 맞추어 환산해보면 2억 명의 사망자가 나올 것으로 예상된다고 한다!

조류독감 이야기를 하다가 생뚱맞게 스페인독감을 끌어들이는 이유가 궁금하다는 분이 있을 수도 있겠다. 그건 바로 1918년에 세계를 휩쓴 대재앙의 원인균이 H5N1의 사촌격인 H1N1이기 때문이다. 그렇다면 인류 최대의 재앙이 다시 한 번 일어날 수 있다는 말일까? 이 두 바이러스는 정말로 비슷한 종류일까?

2006년, 이런 의문점들을 해결하기 위해 미국의 과학연구팀이 알래스카로 떠났다. 그들의 목적은 1918년 스페인독감으로 황폐화도었던 마을을 찾아가 얼음 속에 묻혀 있는 시체를 발굴하여 정확한 진상규명을 해보겠다는 것이었다.

과학자들의 발굴 작업은 마을 주민들의 반대로 난관에 부딪쳤다. 혹시라도 전염병이 다시 퍼질까봐 우려했던 것이다. 조부모가 사망할 당시의 끔찍한 기억이 뇌리에서 사라지지 않았던 탓이리라. 그러나 마을 어른들의 충고를 받아들인 주민들은 미국 연구팀에게 땅을 파도 좋다는 허가를 내렸다. 단, 전염병의 재발생 위험이 전혀 없다는 점을 증명해 보이는 의미에서 팀원 전체가 마스크를 쓰지 않은 채 작업을 해야 한다는 조건이 붙었다.

과학자들은 마을 어귀에 있는 작은 공동묘지부터 탐색해나가기 시작했다. 영하 40도의 악조건 속에서 사체를 찾기 위한 작업은 며칠 동안 계속되었다. 결국 그들은 낮은 기온과 비대한 체격조건 덕분에 완벽하게 보존이 된 여성의 사체를 발굴하는 데에 성공했다. 그들은 사체에서 폐를 분리해냈고 폐에서 떼어낸 표본은 엄격한 감시 아래 미국으로 긴급 후송되었다. 미국 세인트 주드 병원의 웹스터 나에브 교수는 알래스카에서 도착한 표본에서 발견된 바이러스가 조류독감을 일으키는 H5N1과 유사한 종류라는 점을 증명해냈다. 이 두 바이러스는 세포에 대한 엄청난 파괴력을 가진 NS1 단백질을 함유하고 있다는 공통점을 가지고 있었다. 이 단백질은 보통 조류 사이에서 감염되는 바이러스에서만 발견되던 것이었으나 H5N1 바이러스와 H1N1 바이러스는 사람에게까지도 감염되는 예외적인 종류였다.

이와 유사한 다른 예들이 또 있다. 1918년의 오랜 된 문서 기록에는 프랑스에서 창궐한 조류 바이러스에 대한 언급이 이미 있었고, 1957년에 4백만 명의 희생자를 낸 아시아독감의 원인균은 H2N2였으며, 1968년에는 H3N2 원인균에 의한 홍콩독감으로 2백만 명이 목숨을 잃었다.

결론적으로 위험은 아직도 사라지지 않았다. 1918년이나 1957년, 혹은 1968년대와 마찬가지로 아직까지도 효과적인 백신이 개발되지 않아 전세계적인 예방이 불가능하기 때문이다. 그렇다고 이동하는 철새를 막을 방법도 없지 않은가. 이런 이유로 인해 조류독감은 어마어마한 재앙을 불러올 수 있는 무서운 존재라고 할 수 있다.

H5N1의 매개체는 5십억 마리

5십억이라니, 잘못 읽은 것이 아닐까라고 자문하는 독자들이 있을지도 모르겠다. 그러나 제대로 보았다. H5N1의 매개체는 바로 이동하는 철새들이다. 그리고 전세계에는 5십억 마리의 철새가 있는 것으로 추정된다. 새똥 1그램에 들어 있는 감염 원인균이 수백만 마리에 달한다는 사실을 알게 된다면 그 심각한 위험을 실감할 수 있을 것이다. 아프리카에서 아시아로 이동하는 수백만 마리의 철새는 고강도 생화학폭탄으로 돌변할 수 있다. 모리타니(아프리카 북서부 해안에 위치한 공화국—역주)의 방다르긴 국립공원과 같은 야생보호구역에는 매년 유럽으로 이동하는 3백만 마리의 철서들이 머문다.

철새 중에서도 H5N1에 특히 많이 노출되어 있는 좋은 들오리와 같은 물새들이다. 감염된 철새들이 연못에서 헤엄을 치면 연못물을 마신 건강한 다른 새들까지도 감염이 된다. 감염된 연못물로 인해 간접감염이 된 새들은 닭, 오리, 거위와 같은 집에서 기르는 날짐승들에게 병원균을 옮긴다. 홍콩의 구안이(Guan Yi) 교수는 최근 몇 달간 중국의 호숫가 주변 마을에서 다수의 가금류가 죽은 채 발견되었다는 사실에 문제를 제기한 바 있다.

두말할 필요도 없이 철새들은 전염병을 퍼뜨리는 주범이다. 스페인 독감이 휩쓴 알래스카의 마을에 대해서는 앞서 언급한 바 있다. 그 비극을 일으킨 것도 바로 철새 한 마리였다. 바이러스는 그렇게 춥고 먼

곳까지도 퍼져나갈 수 있다. 새들은 지구 전체를 종횡으로 누비고 있다. 도시나 시골이나 외딴 섬이나 심지어 사막에서도 우리는 안전을 보장받을 수 없다. 프랑스를 거쳐 가는 여러 종의 철새들이 연못이나 늪 인접 지역에서 쉬어 간다. 비행기처럼 일정한 항로를 따라 이동하는 종도 있다. 대서양 연안을 따라 이동하는 종류도 있고 론 강을 따라 이동하는 종류도 있다. 그러나 예측할 수 없는 방식으로 이동하는 철새 종들도 많이 있다. 한 예로, 기러기는 하루에 500km까지 이동할 수 있다.

그렇다면 우리는 어떻게 해야 할까? 최악의 상황을 상상하며 불안에 떨고 있어야 할까? 그럴 필요는 없다. 먼저 프랑스의 경우, 비장의 카드를 가지고 있다. 다름 아닌 들새들을 감시하는 치밀한 네트워크를 구성하고 있는 사냥꾼들이다. 이들은 죽은 동물을 발견하게 되면 필요한 조치를 취한다. 곧바로 위험을 알려줄 수 있는 사냥꾼들의 존재는 훌륭한 방어무기가 되어준다는 점을 당국은 참작할 필요가 있다. 둘째, 집에서 기르는 조류는 위험에 거의 노출되어 있지 않다. 또 도시에 사는 비둘기들이 H5N1에 감염되는 경우는 별로 없다. 물론, 비둘기들은 인간에게 폐렴을 유발시킬 수 있는 앵무새병(ornithosis) 균이나 살모넬라균을 옮기므로 녀석들이 한꺼번에 날아오를 때에는 멀리 떨어져 있는 것이 좋다. 마찬가지로 잉꼬나 카나리아같이 집안에 갇혀 있는 애완용 새들도 전혀 위험하지 않다. 감염된 제비가 새장 안으로 비집고 들어가 이 새들에게 바이러스를 옮길 가능성은 거의 없지 않은가.

또 하나 주목할 것이 있다. 사실, 모든 철새들이 바이러스의 매개체가 된다는 이론에는 논란의 여지가 남아 있다. 철새들의 이동방향이 가지각색이기 때문이다. 아프리카에서 유럽으로 이동하는 철새들은 별로 위험하지 않다. 열기와 강한 자외선의 작용으로 '살균' 이 되기 때문이다. 문제는 동에서 서로 이동하는 철새들이다. 러시아, 터키, 루마니아, 그리고 프랑스는 아시아에서 날아든 철새들이 옮긴 바이러스의 피해를 입는다.

그러나 더 근본적인 감염 원인은 사람에게 있다. 검역이 부실하거나 전혀 실시되지 않은 상품의 유입으로 인한 감염을 말하는 것이다. H5N1 바이러스에 감염된 중국산 고기가 나이지리아에서 문제를 일으킨 사례나 프랑스의 앵(Ain) 지방에까지 확산된 사례는 바이러스가 옮겨지는 데에는 거리가 멀거나 가깝거나 아무런 장애가 되지 않는다는 사실을 여실히 보여준다. 한편 베르사유의 목축장을 찾은 사람들이 그곳에서 기르는 동물들을 감염시켰던 사례도 있었다. 목축장을 방문하기 직전에 감염이 된 조아우즈 연못가에 다녀왔던 것이다. 이처럼 어디에나 도사리고 있는 감염의 위험을 막으려면 전체적인 대책이 반드시 필요하다. 새들이 옮기는 병뿐 아니라 다른 질병들 역시 간과해서는 안 된다.

다양한 조류바이러스

새들은 H5N1 외에도 '웨스트나일' 과 같은 치명적인 바이러스를 옮긴다. 웨스트나일 바이러스에 감염되면 두통을 동반한 고열증세가 나타나고 땀을 심하게 흘리며 편도에 염증이 생긴다. 또 피부에 붉은 반점이 나타나고 임파선이 부어오르기도 한다. 게다가 뇌수막염이나 뇌성마비와 같은 무서운 합병증으로 발전해 코마 상태에 빠졌다가 결국 사망하게 되는 수도 있다.

이 바이러스는 1937년에 우간다에서 처음 발견되었고 1963년에 프랑스 남부 론 강 어귀의 카마르그 섬에 다시 나타났다가 1996년에는 루마니아의 부카레스트에 다시 등장해 7백 명의 수막염 환자를 발생시켰다! 주목할 만한 사실은, 루마니아에서 발견된 바이러스의 구성이 아프리카에서 발견된 바이러스의 구성과 동일했다는 점이다. 결국, 바이러스를 옮기는 주범은 모기이지만 그 숙주는 바로 새라는 사실이 확인되었다. 철새가 바이러스 확산에 한 몫을 담당했던 것이다. 밀러 교수가 이끄는 과학연구팀은 웨스트나일 바이러스가 철새에 의해 유럽으로 유입되었다는 사실을 증명해냈다.

이로써 웨스트나일 바이러스 감염증이 계속해서 맹위를 떨치고 있다는 것을 알 수 있다. 1999년, 뉴욕에서는 60명 이상의 감염환자가 발생했고 그 중 7명이 사망했다. 그 이후로 웨스트나일 바이러스는 미국에서 사라지지 않았다. 조류보호지구 때문에 바이러스가 사라지지 않는다는 의견도 나오고 있다. 2001년, 미국에서는 이 바이러스로 인해 48명의 뇌염환자가 발생한 동시에 17개 주에서 6천 마리 이상의 새가 죽은 채 발견되었다. 2000년, 프랑스의 헤로(Hérault)와 가르(Gard)에서는 76마리의 말이 감염된 사례가 있었다. 2002년에는 3,389명의 감염환자가 발생했고 그 중 200명 가량이 뇌염과 수막염으로 사망했다. 2003년, 웨스트나일 바이러스 감염환자는 8천 명으로 늘어났다. 이 바이러스는 러시아에까지 퍼져 약 900명의 환자가 발생했고 지구상의 다른 지역에까지 번져나갔다.

철새가 옮기는 위험한 바이러스 중에 신드비스(Sindbis) 바이러스라는 것도 있다. 이 바이러스에 감염된 환자는 고열과 함께 피부발진이 일어난다. 1952년, 신드비스 바이러스는 카이로에서 처음 발견되었고 1980년에는 스웨덴과 핀란드에서 다시 발견되었다. 여기에서도 병원균이 퍼져나가는 지리적 범위가 얼마나 방대한지 확인할 수 있다. 철새가 이동하는 데에는 몇 주가 걸리는 반면 신드비스 바이러스가 철새 한 마리의 피에 존재하는 기간은 이삼일밖에 되지 않는다는 점은 여전히 풀리지 않는 의문으로 남아 있다. 그렇다면 이 바이러스가 철새의 이동 기간 내내 살아 있을 수 있다는 것은 어떻게 설명될 수 있을까? 아이들이 즐겨하는 '비둘기, 날아가라'(비둘기로 지정된 술래가 한 사람을 지명하며 '비둘기'라고 하면 '~에게로 날아가라'고 지명 상대를 바꾸어가는 놀이―역주) 놀이와 비슷하다는 가설이 가장 설득력이 있어 보인다. 즉, 철새들은 스웨덴으로 향한 긴 여정 동안 서로를 재감염시켰던 것이다.

어쨌든 이제까지 살펴본 여러 가지 사례들은 어떻게 철새들이 매우 짧은 시간 동안 지구 전체에 바이러스를 퍼뜨릴 수 있었는지를 설명해준다. 그러나 동물에서 사람으로의 감염은 어떤 경로를 거쳤을까?

사람과 동물―위험한 관계

조류 인플루엔자와 같은 유형의 바이러스들은 음식을 통해 사람에게 옮겨지는 것이 아니라(이에 대해서는 나중에 다시 한 번 다루어보기로 한다) 공기를 통해 전염된다. 닭을 예로 들어보자. 닭에게 옮은 바이러스는 녀석이 날개를 퍼덕일 때 공기 중으로 퍼져나간다. 가까이에 있던 사람이 바이러스가 떠도는 공기를 흡입하면서 감염이 일어나게 되는 것이다. 그런데 중국이나 베트남, 혹은 캄보디아의 시골에서는 사람들이 동물과 직접적인 접촉을 하게 되는 기회가 많다. 온 가족이 닭이며 오리 같은 가금류나 돼지와 커다란 방에서 함께 잠을 자는 집도 있다. 인수공통전염병이 사람에게 옮을 수 있는 조건이 모두 갖추어진 셈이다.

쥐, 원숭이, 닭, 돼지, 고양이, 개 등 거의 모든 동물은 사람에게 병을 옮긴다고 보아도 좋다. 한 예로, 쥐에 기생하는 벼룩은 사람에게 페스트, 정확히는 렙토스피라 이크테로헤모르하게(leptospira ictero-hemorrhagiae)증을 일으킨다. 즉, 쥐는 병원균의 간접숙주 역할을 하는 것이다. 하수구 청소부들은 쥐에 살짝 물리는 것만으로도 출혈열을 일으키는 이 바이러스에 감염된다는 사실을 경험을 통해 잘 알고 있다. 그외에도 개나 여우는 공수병을, 도시에 사는 새들은 호흡기 질환의 일종인 앵무새병을 옮긴다. 더 소개를 하자니 너무 길어질 것 같다. 특히 곤충이 옮기는 병까지 거론하다가는 아마 지면이 모자랄 것이다. 몇 가지만 더 이야기하자면 모기는 말라리아, 황열병, 뎅그열, 치쿤구니아를, 진드기는 라임병을 옮긴다.

인수공통전염병의 확산을 막으려면 어떻게 해야 할까? 물론 갑자기 사람과 동물을 떼어놓는 것은 불가능하다. 해결방법은 역시 예방이다. 일부 동물들과의 접촉 기회를 줄이고 국제적인 검역을 하면 위험은 눈에 띄게 줄어들 것이다. 구체적으로 조류독감의 피해가 컸던 아시아의 수백만 가정이 검역절차도 없이 돼지나 닭, 고양이 등의 동물과 직접적인 접촉을 한다. 엄격한 검역을 실시하는 다른 나라들의 축산 시스템과는 분명 큰 차이가 있다. 이런 점에서 전염병의 확산을 막는 데에는 국가의 책임이 매우 크다고 하겠다. 조류독감의 피해자 (오늘날까지 167명의 사망자가 발생했다)들은 모두 H5N1에 감염된 살아 있는 동물들과의 직접 접촉을 통해 감염되었다. 일찍이 당국이 적절한 조치를 취했더라면 충분히 피할 수 있는 비극이었다.

이렇듯 감염된 동물은 사람에게 바이러스를 옮겨준다. 그러나 더 큰 위험이 도사리고 있다. 바로 사람과 사람 사이에 직접적으로 일어나는 바이러스 감염이다.

유령처럼 떠도는 전염병

H5N1 바이러스가 사람에게서 사람으로 옮겨지기 위해서는 바이러스의 돌연변이가 일어나야 한다. 만약 그런 일이 실제로 일어난다면 우리는 매우 심각한 위험에 직면하게 된다. 감염환자 한 명이 몇 시간 만에 건강한 사람 열 명을 감염시키고, 그런 일이 되풀이되면 대규모의 전염병이 발생하게 되는 것이다. 게다가 인체에 들어간 바이러스는 즉시 그 존재를 알리지 않기 때문에 확산을 막기가 아주 어렵다. 아시아에서 감염된 환자가 균을 보유하게 된 지 몇 시간 만에 비행기를 탔다고 치자. 목적지에 도착할 때까지 그 환자에게는 아무런 증세가 나타나지 않는다. 공항에서 열병환자를 가려내기 위해 설치한 체온감지기로도 잠복기의 환자를 구별해낼 수 없다. 국경을 넘은 환자는 3일 후에 자신도 모르는 사이에 도시 전체에 바이러스를 퍼뜨리게 된다. 전세계의 사람들이 파리의 샤를드골 공항으로 들어온다는 점을 감안하면, 프랑스는 이런 위험에 가장 많이 노출되어 있는 나라들 중의 하나라고 할 수 있다.

현재로서는 사람들 사이의 감염을 일으킬 수 있는 변종 바이러스가 발견되지 않았으나 돌연변이가 시작되었음에는 틀림이 없다. 2005년, 조류독감으로 인한 첫 사망자가 발생한 이래 H5N1 바이러스의 외형은 서서히 사람들 간에 옮을 수 있는 형태로 변화하고 있다. 이러한 사실은 2005년 12월 중국 보건성이 발송한 공문서에서도 확인할 수 있다. 게다가 H5N1 바이러스가 아시아에서 기르는 돼지 몇 마리들에게서도 발견되었다. 돼지 유전자의 99%가 사람의 유전자와 일치한다. 조류 바이러스에 감염된 돼지의 일부 세포는 다른 병원균들과의 조합을 통해 결국 새로운 병원성 바이러스를 조합해낸다. 즉, 돼지는 H5N1 바이러스가 사람들 사이에 옮을 수 있는 형태로 변형하는데에 필요한 연결고리 역할을 할 수 있다는 말이다. 해마다 감기가 유행할 때면, 돼지의 혈액에서도 사람들 사이에 퍼진 감기 바이러스가검출된다. 그러므로 돼지의 체내로 들어간 H5N1 바이러스가 일반적인 감기 바이러스와 결합할 가능성을 충분히 생각해 볼 수 있다. 신종바이러스는 감기 바이러스와 마찬가지로 전염성이 강할 테지만, 이에 맞서는 백신은 그리 큰 효과를 내지 못할 것이다! 보건 당국과 과학자들을 공포로 몰아넣을 수 있는 시나리오가 아닌가!

다행히 변종 바이러스의 출현 여부를 알 수 있는 방법이 있다. 바로 감염환자의 사망률 추이를 지켜보는 것이다. 현재 H5N1 바이러스 감염자 두 명 중 한 명이 사망한다. 만일 이 비율이 다섯 명 중 한 사람 꼴로 감소한다면 바이러스의 변형이 이루어졌다는 의미로 받아들일 수 있다. 사망률이 감소하는데도 위험이 더 커진다니 모순이 아닐 수 없다. 그러나 바이러스들이 온순해지면 확산 속도는 전보다 훨씬 빨라진다는 점을 알아두어야 한다. 신종 바이러스의 출현에 대한 위험은 퍼거슨 교수(2004년 5월 《사이언스》지 수록)의 수학적 접근에 의해 수량화되었다. 그는 감염환자가 600명에 달하게 되면 H5N1 바이러스의 돌연변이가 50% 진행된 것으로 보아야 한다고 주장했다.

또, 감염된 동물과 접촉을 했던 사람은 한 명이었는데, 나머지 가족들이 모두 같은 감염 증세를 보였다면, 이 역시 경고의 사인으로 받아들일 수 있다. 마찬가지로 감염환자를 치료하던 의료진들이 감염 증세를 보이는 것으로도 바이러스의 돌연변이가 이루어졌음을 알 수 있다. 이 경우에는 무엇보다 우선적으로 변형 H5N1 바이러스를 유리(遊離)해 내고 그 특성을 발견하여 효과적인 치료방법을 강구해내고 백신개발에 착수해야 한다.

치료법과 백신이 개발되기까지, 우리는 전염병의 위험을 고스란히 안고 가야 한다. 두려워할 필요는 없다. 완벽한 대비를 하면 된다. 전염병이 발생할 수 있다는 것은 기정사실이니, 그 시기가 언제일지에 관심을 두고 지금부터 준비를 갖추어 나가도록 하자. 우리 모두가 연관되어 있는 화재의 위험성을 예로 들어보자. 안전을 기하기 위해 화재보험에 가입하고, 대피 경로를 알아두고, 소화기를 갖추는 등의 대비를 하지 않는가? 조류독감의 경우도 마찬가지이다. 간단한 방법 몇 가지로 충분한 예방이 가능하다.

구급식량을 준비하라!

옛날에는 전염병의 발생이 굉장히 잦았다. 우리 조상들이 무서운 전염병이 퍼지던 시기를 어떻게 극복해냈는지 알아두는 것도 도움이 된다. 조상들의 비법은 단순했다. 전염병의 공격이 시작되면 집안에 먹을 것을 쟁여놓고 꼭꼭 숨어 지냈던 것이다. 먹을거리를 충분히 마련해 놓으면 집 밖으로 나갈 기회가 적어지고, 외부와의 접촉이 줄어든 만큼 감염의 위험도 막을 수 있었다.

태풍 카트리나가 뉴올리언스를 강타했을 때, 슈퍼마켓이 약탈당하던 장면이 기억날 것이다. 통조림 몇 개를 손에 넣으려고 서로 밀고 당기던 사람들의 모습이 아직도 눈에 선하지 않은가? 전염병이 전국을 휩쓸게 된다면 단 몇 시간 만에 대형 슈퍼마켓이 텅 비어버리고 말 것이다. 이런 사태를 막을 수 있는 방법이 있다. 몇 년 동안 두어도 안심하고 먹을 수 있고 다양한 식단을 꾸밀 수 있는 종류로 구급식량을 미리 준비해 놓는 것이다.

야채, 과일, 고기, 생선 통조림은 어려운 시기를 견디게 해 줄 소중한 동지들이다. 흔히 알고 있는 것과는 다르게 저장용으로 가공한 식품은 신선식품 못지않은 양의 비타민을 함유하고 있다. 사실 대부분의 비타민은 빛에 약하다. 선반 위에 며칠 동안 진열된 식품의 비타민 함유량은 현저하게 작아진다. 반면 조리 직후 저장용으로 가공한 식품에 함유된 비타민은 그대로 남아 있다.

자, 이제는 필요한 양을 생각해보기로 하자. 전염병이 발생했을 경우, 가장 위험한 시기는 약 한 달 정도라고 보면 된다. 4인 가족(어른 두 명에 자녀 두 명)의 점심과 저녁식사를 해결하려면 충분한 양이 필요하다. 메뉴에 변화를 주기 위해 기본적인 재료들과 즉석에서 먹을 수 있는 완제품 등, 종류를 다양하게 갖추는 것이 좋다. 다음으로 생각할 것은 저장식품 한 개의 양이다. 통조림의 크기는 1/4, 1/2, 4/4 등으로 구분되어 있다. 다음 목록에서 아이디어를 얻어 보기 바란다.

◇여러 가지 샐러드 : 1/2크기 통조림 30개.

◇야채수프 : 4봉지들이 30개. 혹은 건조 블록 30개짜리 30개.

◇백포도주 양념 고기스튜, 파에야, 쿠스쿠스, 당근을 곁들인 소고기, 바스크풍 닭요리, 양고기 스튜, 소금에 절인 돼지고기 등 완전조리제품 : 4/4크기 통조림 30개.

◇참치, 고등어, 정어리 통조림 : 1/4크기 30개.

◇다진 생선이나 고기볶음, 혹은 파테 : 1/4크기 통조림 30개.

◇야채 통조림 : 4/4크기 30개.

◇과일 통조림 : 4/4크기 30개.

◇과일 설탕조림 : 4/4크기 15개.

◇초고온 처리된 디저트용 크림 : 1/2크기 15개

여기에 스파게티 국수, 쌀, 굵은 밀가루, 소스, 시리얼, 건빵, 차, 인스턴트 커피, 설탕, 잼, 소금, 후추, 식용유 등을 함께 구입해두면 한 달을 너끈히 보낼 수 있다. 그러나 이것으로 끝난 것이 아니다. 전염병이 퍼졌을 경우, 꼼짝 않고 집에만 있을 수는 없는 노릇이기 때문이다. 불가피하게 외출을 하면 감염의 위험에 바로 노출되고 만다. 다행히 자신을 지킬 수 있는 아주 간단한 방법이 또 있다. 마스크를 착용하는 것이다.

조류독감을 효과적으로 막아주는 마스크

마스크로 조류독감 바이러스를 완벽하게 차단할 수는 없으나 바이러스로 인한 감염을 상당 수준까지 막을 수 있다. 특히 위험에 많이 노출되어 있는 아이들과 젊은이들의 경우에는 마스크 착용으로 큰 예방효과를 볼 수 있다. 1918년, 스페인독감이 퍼졌을 당시에도 희생자들의 대다수가 30세 미만의 젊은이들이었다. 그 이유는 최근에 와서야 밝혀졌다. 30세 미만의 젊은이들의 신체 조직이 스페인독감 바이러스와 대부분 처음으로 접촉을 했기 때문이었다. 이미 1878년에, 1918년에 창궐한 스페인독감 바이러스와 동일한 종류의 바이러스가 나타났었고 그로 인해 일부 인구가 면역력을 갖게 된 것이다. 그래서 1878년 이전에 태어난 사람들은 전국적으로 퍼진 전염병의 공격을 훨씬 잘 견뎌낼 수 있었다. 조류독감의 경우도 마찬가지이다. 1968년에 H5N1과 흡사한 종류의 바이러스가 약 4백만 명의 희생자를 냈다. 당시 프랑스의 위급한 정치상황 때문에 전염병에 대한 소식이 집중적으로 보도되지는 않았으나 당시 맹위를 떨진 전염병의 발생으로 전세계 인구의 상당수가 H5N1 바이러스에 일부 면역을 갖추게 되었다. 현재 우리가 처한 상황은 1918년과 같다. 1968년의 전염병이 지나간 후에 태어난 사람들은 면역력을 갖추지 못했고 그럼으로 인해 바이러스에 쉽게 감염이 되는 것이다.

바이러스의 공격으로부터 자신을 지키고 싶다면 미루지 말고 마스크 몇 상자를 구비해두도록 한다. 우리는 특별한 경우에만 도움이 되는 비싼 보험료를 매달 물고 있다는 사실을 생각해보자. 조류독감 보험을 들어둔다는 셈으로 친다면 마스크를 사는 데 몇 유로를 투자하지 못할 이유가 없지 않은가?

어떤 마스크를 사야 하는지에 대해서도 알아보도록 하자. 마스크에는 기능과 효과에 따라 구별된 공식기관의 규격표시가 붙어 있다. FFP1이라는 표시는 공기중에 떠도는 입자들의 78%를 여과하는 마스크에, FFP2는 92%의 여과가 가능한 마스크에, 그리고 FFP3은 입자의 98%까지 여과할 수 있는 마스크에 각각 붙는다. 물론 보호 기능에 따라 가격도 달라지고 사용가능 시간도 다르다. FFP2 마스크는 4시간, FFP3 마스크는 8시간까지 착용할 수 있다. 모든 마스크는 종류에 상관없이 각각 기능이 다른 재료들로 만들어진 얇은 막 여러 겹으로 이루어져 있다. 그러나 주의할 점이 있다. 반드시 사용방법과 설명서를 잘 읽고 얼굴에 정확하게 맞추어 착용해야 한다. 마스크가 볼 부분에 밀착이 되지 않았다면 아무런 효과를 기대할 수 없다. 그리고 시중에 나와 있는 몇 가지 모델들은 제대로 된 보호기능을 하지 못한다. 이런 마스크들은 일반적으로 값이 싼 대신 FFP2나 FFP3 등의 규격 표시가 없다. 또, 한 방향으로만 기능하는 마스크도 있다. '외과의사용' 마스크라고 하는 이 종류는 착용한 사람이 발산하는 바이러스를 막을 뿐, 외부에서 유입되는 바이러스를 거르지는 못한다. 이런 마스크는 감염된 환자가 주변 사람들에게 병을 옮기는 것을 막는 용도로 사용된다. 곧 빨아서 다시 사용할 수 있는 천제품이 시중에 나올 것이라고 한다. 이런 종류는 대중적으로 사용될 때에는 문제가 없으나 바이러스와를 접촉할 기회가 많은 직업을 가진 사람들은 FFP2나 FFP3 규격 마스크를 착용해야 한다. 이런 마스크는 한 번 사용한 뒤 폐기처분하도록 되어 있다. 감염의 원인이 될 위험이 있기 때문이다. 또한 설경서에 표기된 사용기간을 엄수해야 하고 필요한 만큼의 개수를 미리 확보해놓아야 한다.

장갑과 보호안경까지 준비하면 방어용 무기는 충분히 갖춘 셈이다. 바이러스가 눈을 통해 감염되기도 하기 때문이다. 단, 한 번 쓰고 난 장갑과 보호안경은 역시 폐기처분해야 한다. 이번 기회를 빌려 다시 한 번 강조하지만 손씻기는 바이러스의 확산을 막을 수 있는 가장 기본적이고도 중요한 예방법이라는 사실을 기억하도록 하자.

지금까지 소개한 방법들이 너무 유난스럽다는 분들을 위해 한 마디 덧붙이자면, 공기를 통해 감염되는 전염병이 조류독감뿐이 아니라는 사실을 알아두어야 한다. 사스와 같은 치명적인 전염병도 언제든 다시 창궐할 수 있다. 이런 식의 예방은 구급상자에 붕대를 몇 개 넣어두는 것과 같다. 만약의 경우를 대비해두면 걱정을 상당히 줄일 수 있다. 더 이상 불안해하지 않고 여유를 되찾을 수 있는 것이다. 물론 위험이 모두 사라진 것은 아니다. 그러나 우리에게는 항바이러스제라는 비장의 카드가 있다.

항바이러스제의 구체적인 역할은?

많은 사람들이 항바이러스제의 기능에 관한 오해를 하고 있다. 백신과 혼동하는 이들도 있고 항생제와 마찬가지라고 여기는 이들도 있다. 사실 항바이러스제는 감염 자체를 막지 못한다는 점에서 백신과 차이가 나고 항생제와는 달리 병을 치료하지도 못한다.(치료용으로 쓰이는 경우도 있으나 H5N1 바이러스 감염에는 효과가 없다.) 그렇다면 대체 어떤 기능이 있다는 것일까? 항바이러스제는 일단 감염이 이루어지고 난 후에 바이러스의 증식을 늦추는 역할을 한다. 이 약을 투여하면 여러 증세가 완화되고 합병증이 생기지 않는다. 숲에 분사하는 화재 억제제와 비슷하다고 생각하면 이해가 빠르다. 이 물질은 불길이 더 이상 번지지 못하게 할 뿐 화재 자체를 진압하지는 못한다. 그러나 불길이 번지는 속도를 늦추어 소방수들의 작업을 훨씬 수월하게 해준다.

조류독감에 적용되는 항바이러스제 중에서 가장 잘 알려진 것은 스위스 로슈 제약이 생산하는 타미플루®(Tamiflu®)이다. 이 약은 바이러스에서 발견되는 효소의 일종인 뉴라미니다제(neuraminidase)의 작용을 억제하고 새로운 바이러스가 다른 신체조직으로 퍼져나가지 못하도록 막는다. 예방과 치료에 모두 적용될 수 있으나 백신과 같은 작용을 하지는 않는다. 복용을 멈추는 즉시 예방기능이 사라지기 때문에 매일 복용해야 약의 효과를 기대할 수 있다.

타미플루®을 치료제로 사용하려면 최초의 증상이 나타난 후로 이틀이 지나기 전에 복용해야 한다. 약의 복용이 그보다 늦어질 경우, 즉 이미 바이러스가 다른 기관으로 퍼져나간 다음에는 치료 효과를 기대할 수 없다. 아시아에서는 조류독감환자의 증세가 있은 후 일 주일 후에 이 약을 처방했기 때문에 전염병을 퇴치하지 못했다. 성인의 경우, 75mg의 알약을 아침과 저녁, 하루 두 번씩 5일 동안 복용한다. 어린이들은 체중에 따라 복용량을 조절하는데 물약으로 처방받으면 양을 조절하기가 쉽다.

제대로만 사용된다면 타미플루®의 효능은 확실하다. 그러나 지금으로서는 해결해야 할 두 가지 문제점이 있다. 우선 현 생산량으로는 전세계적인 수요를 충족시키기 어렵다는 점이다. 이유는 간단하다. 약의 주재료가 별 아니스의 일종인 중국산 붓순나무 열매이기 때문이다. 당연히 약의 생산량은 재료의 수확량에 비례한다. 그런데 붓순나무의 재배에도 한계가 있다. 현재 제약 연구소 측에서는 이런 문제점을 해결하기 위해 합성 유도체를 개발하고 있다.

두 번째 문제는 뉴잉글랜드 의학저널에도 발표되었듯이 베트남에서 이 약에 저항력 있는 H5N1 바이러스에 감염된 환자가 발생했다는 점이다. 다행히 이런 경우에는 레렌자®(Relenza®)이라는 항바이러스제로 효과를 볼 수 있다.

실제로 전문의들은 이들 항바이러스제의 여유분을 확보하려고 애쓰고 있긴 하지만 필요할 때에 충분한 양의 공급을 기대하기는 어렵다. 그러므로 갑자기 전염병이 발생했을 때, 경찰이나 소방수나 의료진, 혹은 군인들처럼 바이러스에 가장 많이 노출될 수 있는 인원들의 치료에 쓰일 충분한 양의 항바이러스제를 확보하고 보유량을 확인하는 일은 당국의 몫이라고 할 수 있다.

백신

분명히 밝혀두겠다. 조류독감 예방 백신은 존재하지 않는다. 해마다 천백만 명의 프랑스인들이 새로 개발된 독감백신을 접종하고 있고 접중인구 중 75%가 75세 이상의 노인이지만, 일반적인 독감 백신은 H5N1 바이러스 감염에 대한 예방효과가 없다. 이 백신으로 얻을 수 있는 이점은, 만일 독감백신을 접종한 사람이 감기증세를 보이면 조류독감 감염을 의심해볼 수 있고 최대한 빨리 필요한 조치를 취할 수 있다는 것이다. 이런 맥락에서 노약자들에게 필요한 백신이 있다. 바로 폐렴 백신이다. 사실 H5N1 바이러스는 여러 가지 합병증을 일으킨다. 특히 앞서 말한 백신에 의해 면역력이 생긴 폐렴균에 의한 재감염을 유발하기도 한다.

이미 언급했듯이 H5N1 바이러스에 대한 백신의 개발은 사람들 사이의 첫 번째 감염이 일어난 후에야 가능하다. 게다가 백신이 상품화되기까지는 6개월이라는 기간이 필요하다. 그 때까지 전염병이 돌지 말라는 법은 없다. 그래서 잠복기를 줄이고 개발을 앞당기기 위해 혈청세포를 이용한 생산기술이 연구되고 있는 중이다. 문제는 백신 개발을 시작할 수 있으려면 해당 바이러스의 정확한 특성을 알아야 한다는 점이다. 자물쇠가 어떻게 생겼는지 모르면 열쇠를 만들 수 없는 것과 같은 이치이다. 그럼에도 불구하고 프랑스는 2004년에 H5N1 바이러스에 감염된 베트남 환자를 모델로 하여 개발된 백신 2백만 명분을 주문했다. 사람간의 감염을 일으키는 바이러스가 베트남에서 발견된 바이러스와 같은 형태라는 확증이 없긴 하나, 혹시라도 두 바이러스가 일치한다면 우리는 이 감염증에 관한 한 크게 앞서가게 될 것이니 정부의 이런 결정은 일종의 도박이라고 할 만하다. 이 정도의 양이면 새로운 백신이 개발될 때까지 위험에 노출된 사람들을 보호할 수 있을 것이다. 한편 세계보건기구는 가장 최근에 발견된 바이러스에서부터 백신을 개발하라고 권고하고 있다.

2007년 1월 말 헝가리에서 H5N1 바이러스가 창궐했을 때, 보건당국은 예방접종을 권장하는 캠페인을 벌였다. 그러나 당시 사용된 백신은 과학적 인증을 받지 않은 것이었으므로 그 효과와 유해성에 대한 의문을 불러일으켰다. 어쨌든 이 해프닝은 조류독감과 관련된 두려움을 가중시켰고 헝가리 내에서 감염된 동물들을 모두 도살 처리했음에도 불구하고 이웃한 국가들은 헝가리로부터의 가금류 반입을 금지했다. 당국에서 강력한 검역조치를 실시하고는 있지만 감염된 가금류가 시장에 유포되어 소비될 위험을 배제하기는 어렵다.

가금류가 위험한 진짜 이유

사람의 경우와는 달리 오리와 거위는 당장에라도 바이러스에 감염될 수 있다. 지금 이 순간에도 위험을 자각하자는 캠페인이 진행 중이다. 그렇다면 이런 가금류를 먹는 것은 위험한 일일까? 절대로 그렇지 않다. 가금류를 안전하게 소비할 수 있도록 하는 강력한 조치가 취해지고 있다. 우선 닭은 털과 내장이 제거된 채 판매하도록 되어 있다. 바이러스는 털을 뽑지 않은 감염된 닭을 만질 때 옮을 위험이 있다. 닭털에 말라붙은 닭똥 입자를 흡입할 수 있기 때문이다. 그러므로 털이 제거되고 손질되어 팔리는 닭은 전혀 위험하지 않다.

그렇다면 감염된 가금류의 고기를 먹는 것은 과연 안전한가 하는 문제가 남았다. 이 문제 역시 마찬가지다. H5N1 바이러스는 음식물을 통해 옮기는 종류가 아니다. 게다가 60°C의 온도에서 10초 간 조리하면 바이러스의 양은 1/10로 줄어들고 65°C의 온도에서는 1/100로 줄어든다. 70°C의 온도로 가열할 경우, 바이러스는 흔적도 없이 사라지게 된다. 그렇지만 덜 익은 부분이 없는지 잘 살펴보아야 한다. 살이 모두 흰색이 되었으면 안심해도 좋지만 분홍색이 남아 있으면 위험하다. 반면, 이 바이러스는 냉동을 해도 위력이 사라지지 않는다. 대신 소금에 약하고 자외선에도 민감한 편이다. 어쨌거나 감염된 고기를 먹었다 해도 우리의 위장 안에 H5N1 바이러스가 남아 있을 가능성은 거의 없다. 시간이 오래 걸리기는 하나, 소화액에는 이 바이러스를 파괴하는 성분이 있다. 정리하자면, 소금간을 해서 잘 익힌 가금류 고기는 안심하고 먹어도 좋다.

　달걀을 멀리할 필요도 없다. 이 또한 깨끗하고 안전하다. 사실 병에 걸린 조류는 알을 낳지 못하므로 감염된 달걀이 시중에 유통될 가능성도 없다. 물론 잠복기에 진입한 가금류가 낳은 알의 경우, 흰자와 노른자, 그리고 껍질에는 바이러스가 있을 가능성이 있다. 그러나 이 경우에도 적절하게 조리를 해서 먹으면 염려할 것이 없다. 현재까지 감염된 달걀이나 가금류를 섭취한 사람이 조류독감에 감염된 사례는 단 한 건도 없었다. 심지어 익히지 않은 채 먹었을 경우에도 감염이 일어나지 않았다.

좋은 소식, 나쁜 소식

　우리는 그 동안 조류독감 때문에 우여곡절 많은 시절을 보냈다.

2006년 상반기에 창궐한 조류독감은 각 신문의 제1면을 장식했고 2006년 하반기는 비교적 조용하게 넘어갔다. 특별한 발병 사례가 보고되지 않았기 때문에 괜히 겁을 먹은 것이 아니냐는 말들이 나올 정도였다. 그러나 2007년 일사분기에 조류독감은 다시 한 번 전세계를 공포로 몰아넣었다. 영국의 한 가금류 농장이 감염되었고, 이집트에서는 청소년 한 명이 조류독감으로 사망했다. 그 후로도 조류독감에 대한 공포는 사라지지 않고 있다.

현재까지 조류독감은 167명의 목숨을 앗아갔고 언제든 재발할 가능성이 있지만 그것이 언제가 될지는 아무도 모른다. 자꾸만 반복되는 '늑대가 나타났다'는 외침 때문에 경계를 게을리하는 결과가 빚어져서는 안 된다. 소강상태에 접어든 지금이야말로 완전한 대비를 갖추어 위험이 닥쳤을 때 피해를 최소화할 수 있도록 노력해야 한다.

조류독감과 관련된 복합적인 문제에 대한 결론으로 아직까지도 사람 사이의 감염이 일어나지 않는다는 점과 H5N1의 피해자는 모두 감염된 가금류를 직접 접촉했던 이들이었다는 점을 강조하고 싶다. 현재로서 조류독감이라는 전염병은 위협에 지나지 않는다. 그 위협이 현실이 되었을 때 그 결과는 두말할 것도 없이 처참할 것으로 예상된다. 그러나 이제 우리는 그 위험에 맞서기 위해 무엇을 준비해야 하는지 잘 알고 있다.

고양이가 사람에게 해롭다니?

"건강이 최고의 화두로 떠오르고 세균들은 설 자리를 잃어간다. 그러나 어찌된 일인지 동물보호협회는 꿈쩍도 하지 않는다."

— 알퐁스 알레

고양이는 수천 년 전부터 사람들로부터 특별한 대접을 받아온 오래된 벗이다. 그러나 누구나 인정하는 이 친구들의 우아함이나 나긋나긋한 성격 이면에는 우리가 잘 알지 못하는 단점들이 숨어 있다.

고양이는 알레르기를 비롯한 여러 질병을 유발한다. 톡소플라스마(toxoplasmosis)증, 파스튜렐라(pasteurellosis) 감염증, 묘소병(cat scratch disease)뿐 아니라 최근에는 조류독감까지도 의심받고 있다. 그러나 어느 정도로 위험하다는 것일까? 고양이는 사람에게 정말로 위험한 동물일까?

특이현상들의 연속

고양이가 조류독감에 연관이 있다는 첫 징후는 2004년 네덜란드에서 나타났다. 로테르담 에라스무스 대학의 알버트 오스테르하우스 교수가 이끄는 연구팀은 H5N1을 주입한 실험용 고양이들이 단시간 내에 사망했다고 보고했다. 게다가 고양이의 코에서 나온 분비물과 대변에서 바이러스가 검출되었다는 것이다.(《사이언스》지 2004년 vol.306, p.241, 《미국 병리학 학회지》 2006년 vol.168, p.176) 그 후로도 여러 가지 현상들이 연달아 나타났다. 2006년 1월, 인도네시아의 자카르타에서 감염된 농장 근처에 살던 새끼고양이가 조류독감에 감염되었다는 사실이 밝혀졌다. 2월에는 인도네시아의 나르코른파톰의 한 가정에서 기르는 열다섯 마리의 고양이 중 세 마리가 H5N1 테스트에서 양성반응을 보였고 결국엔 열네 마리가 폐사했다. 2006년 2월 28일, 독일의 뢰겐 섬에서 바이러스에 감염된 고양이가 죽은 채 발견되었다. 그로부터 며칠 후 병든 비둘기 뼈를 먹은 고양이가 폐사했다는 보고가 있었다. 마지막으로 2006년 3월 6일, 오스트리아 그라츠의 한 가정집에서 기르던 고양이 세 마리가 H5N1 바이러스를 보유하고 있는 것으로 밝혀졌다.

비교적 짧은 기간 안에 연속적으로 발견된 이런 사례들로 인해, 고양이가 사람에게 H5N1 바이러스를 옮길 가능성에 대한 의심이 고개를 들기 시작했다. 그러나 과학자들의 연구 결과로 미루어보아 아직까지는 안심해도 좋을 것 같다.

확실하게 입증된 감염사례가 없다

첫 번째로 주목해야 할 점은 전염병학적으로 고양이는 막다른 골목에 해당한다는 점이다. 다시 말해 고양이가 발산하는 바이러스의 양은 극히 소량이다. 실제로 고양이의 기본적인 유전적 바탕은 H5N1 바이러스의 증식에 알맞지 않다. 구체적으로 감염된 고양이가 동족이나 다른 종을 감염시킬 가능성은 매우 희박하다. 예를 들어 독일 뢰겐 섬에서 죽은 고양이는 H5N1 바이러스 감염으로 죽은 새의 깃털이나 똥에 묻어 있던 바이러스 입자를 흡입했기 때문에 감염을 일으킨 것이 확실하다. 그러나 앞서 말한 네덜란드의 연구팀은 이미 H5N1에 감염된 병아리를 고양이에게 먹임으로써 인위적인 감염이 가능했음을 증명해보였고 고양이들 간의 감염도 가능할 수 있다는 점을 입증해내었다. 태국의 따나웅누웩 교수는 연구를 통해 호랑이들 간의 H5N1 감염이 이루어졌음을 밝혀냈다.(「신흥 전염병(Emerging Infectious Diseases)」, 2005년 5월) 태국의 동물원에서 표범들이 감염된 사례도 있었다. 이런 예들로 미루어보면 고양잇과 동물들은 H5N1 바이러스에 약하다는 특성을 가지고 있는 것으로 추정된다. 그러나 한 가지 분명한 사실은 지금까지 고양이나 다른 고양잇과 동물이 사람에게 이 바이러스를 옮긴 사례는 한 건도 없었다는 것이다.

그렇다고 해서 경계를 게을리해서는 안 된다. 우리에게는 더 이상 물러날 곳이 없기 때문이다. 2006년에는 유럽에서 최초로 고양이들의 H5N1 감염 사례가 보고되었다. 게다가 바이러스는 고양이 체내에서 우리가 알 수 없는 돌연변이를 일으킬 수 있다. 감염된 고양이의 소화관과 분비물에서 바이러스가 산발적으로 검출된 점만 보아도 이런 사실을 짐작해 볼 수 있다. 어쨌든 우리의 귀여운 고양이들이 여러 가지 질병의 매개체 역할을 한다는 것을 (이번에는 확실히) 알게 된 이상 녀석들을 폭신한 털북숭이 인형으로 취급해서는 곤란하다. 그럼 고양이들이 옮기는 병들을 하나씩 자세히 살펴보도록 하자. 우선 '묘소병' 이라는 질병부터 다루어보겠다.

발톱 밑에 있던 병원균이 모두 밖으로

묘소병은 해마다 8월과 1월이 되면 다시 유행을 하고 천 명당 한 명 꼴로 환자가 발생한다. 대수롭지 않은 숫자라고 무시해서는 안 된다. 이 통계치에는 속임수가 있다. 천 명의 사람들이 모두 고양이를 기르는 것은 아니므로 고양이를 기르는 사람들만을 기준으로 다시 계산을 해 보면 발병률이 크게 증가한다.

그럼 묘소병이란 대체 어떤 질병일까? 이 병은 바르토넬라 헨젤라에(Bartonella henselae)라고 명명된 그람음성균에 감염된 동물이 옮기는 병이다. 고양이가 사람을 할퀼 때나 물 때 감염이 일어나며 벼룩이 머 개체가 되는 경우도 있다. 감염환자는 목이나 겨드랑이 밑의 임파선이 붓는 증세를 보인다. 이런 증세는 몇 달간 지속되며 환자에 따라 부어오른 부위가 곪아터지기도 한다. 또 파리노 안선 증후군(Parinaud oculo-glandular syndrome)이라는 합병증으로 발전하여 결막염과 귀 근처의 임파선이 부어오르는 경우도 있다. 아주 드문 경우지만 뇌염, 간염, 골수염 증세를 보이는 환자들도 있었는데 이런 합병증세를 보인 환자들은 대부분 어린이들이었다. 한편 인공판막을 이식한 환자들이 바르토넬라 헨젤라에에 감염되어 판막을 교체하는 수술을 받는 경우도 있었다.

진단은 피검사를 통해 이루어지며 치료에는 항생제가 사용된다. 고양이와의 접촉을 피하는 것 외에는 별다른 예방법이 존재하지 않는다. 그러므로 고양이를 기르는 사람들은 명심하도록 하자. 별다른 이유 없이 임파선이 부어오른다면 곧 병원에 가서 자세한 진단을 받아 보는 것이 좋다.

파스튜렐라 감염증

파스튜렐라 감염증은 묘소병과 유사한 점을 가지고 있다. 우선 병의 근본 원인부터가 닮았다. 파스튜렐라 감염증의 원인균은 파스튜렐라 뮬토시다(Pasteurella multocida)라는 학명의 그람음성균이며 고양이가 할퀴거나 물 때 감염이 일어난다는 점도 묘소병과 비슷하다. 그러나 닮은 점은 여기까지이다. 가장 큰 차이점은 드물기는 하나 개들도 파스튜렐라 감염증의 매개체 역할을 한다는 점이다. 두 번째 차이점은 이 감염증의 잠복기가 매우 짧다는 점이다. 감염이 이루어진 후단 몇 시간 후면 바로 증세가 나타날 정도이다. 세 번째, 감염 증세가 다르다. 파스튜렐라 감염증은 신체 중에서도 손에 가장 많이 나타나는데 할퀴거나 물린 부위가 크게 부어오르고 피가 나며 극심한 통증이 따른다. 환자에 따라 겨드랑이의 임파선이 부어오른다거나 관절염이나 급성 결체 조직염 등의 합병증으로 발전할 수도 있다. 그러므로 고양이가 낸 상처 부위에 이상이 느껴지면 곧 의사를 찾아가도록 한다. 항생제 치료로 며칠 만에 말끔히 나을 수 있다.

톡소플라스마증(toxoplasmosis)

톡소플라스마증은 해마다 프랑스에서만 30만 명의 감염 환자가 발생할 정도로 흔한 질병이다. 한 가지 주목할 만한 점은 전체 환자 중 2700명이 임산부들인데 공교롭게도 이 병은 태아에게 좋지 않은 영향을 미친다는 사실이다. 우선, 감염된 임산부들은 유산을 할 위험이

있다. 또 태반을 통해 감염된 태아는 출혈과 발열, 뇌질환 등을 일으
킬 수 있으며 결국은 사망에 이르기도 한다. 실명의 원인이 되는 안과
계통의 감염이 일어날 가능성도 있고 태어난 지 몇 년 후에 중추신경
계 이상이나 뇌수종이 나타날 수도 있다.

한마디로 톡소플라스마증은 무심히 넘어가도 될 만큼 가벼운 질병
이 아니다. 우선 질병의 감염 경로를 알고 있어야 한다. 고양이의 배
설물에는 난포낭(oocyst)이라는 감염 유발물질이 함유되어 있다. 감염
은 이런 고양이의 배설물이 묻은 음식을 먹음으로써 일어난다. 어떻
게 음식물에 고양이 똥이 묻을 수 있느냐고 반문할 수도 있다. 그러나
녀석이 식탁 위로 뛰어올라 어슬렁거리기만 해도 감염된 배설물 입
자가 음식 위로 떨어진다. 고양이라는 동물이 워낙 조용하고 날렵해
서 사람들은 고양이가 다녀갔는지도 모른 채 음식을 먹게 된다. 또 과
일과 야채가 구입 이전에 감염되었을 가능성도 있다.

일단 감염이 되면 환자의 목선을 따라 임파선이 볼록하게 부어오른
다. 이와 함께 환자는 원인 모를 심한 피로감을 느낀다. 혈액검사를
통해 정확한 진단이 가능하고 항생제를 사용하면 빠른 치료 효과를
볼 수 있다. 프랑스에서는 임산부의 정기검진에 톡소플라스마 혈청
검사 과정이 필수적으로 포함되어 있다. 앞에서 이미 언급한 바와 같
이 어렸을 때 이미 이 질병에 걸린 병력이 있는 임산부들은 면역력을
갖추고 있다. 그러나 병력이 없는 임산부들은 이 질병에 걸리지 않도
록 각별히 주의해야 한다. 무엇보다 고양이와의 접촉을 피해야 한다.
고양이를 기르고 있었다면 임신 기간 동안만이라도 친구 집에 맡겨
놓도록 한다. 또 날고기의 섭취를 피하고 과일과 야채를 잘 씻어 먹어
야 한다.

프랑스에서는 아직도 신생아 세 명 중 한 아기가 선천적 톡소플라

스마증을 갖고 태어난다. 받아들이기 힘든 사실이 아닌가. 이런 비극을 막기 위해서는 여러 가지 주의사항을 철저히 지켜 사전에 예방하는 것이 최선이다.

치쿤구니아 :
살인적인 모기의 공격

"그 어느 맹수보다 더 위험한 모기."
— 귀스타브 플로베르

치쿤구니아는 모든 사람들이 꿈꾸는 레위니옹이나 마다가스카르, 코모르, 모리스 섬, 혹은 세이셸처럼 낙원 같은 곳에서 발생하는 고약한 질병이다. 스와힐리어인 '치쿤구니아'는 등을 굽히고 걷는다는 뜻을 가지고 있으나 이 질병에 이런 이름이 붙은 배경에는 흥미로운 전설도, 이국적 분위기의 시적 설명도 존재하지 않는다. 이 병에 걸리면 온몸의 마디마디가 쑤시고 아파서 몸을 오그리고 걸어야만 한다는 극히 현실적인 상황을 묘사한 것일 뿐이다.

흔히들 치쿤구니아라는 병은 2006년에 레위니옹에 등장한 신종 바이러스 감염증이라고 생각하지만, 사실 이 병은 이미 50년 전에 세상에 알려졌다.

조류독감과 마찬가지로 근거 없이 떠도는 이 병에 관한 소문들 중에는 정확한 것이 별로 없다. 이제부터 치명적인 병원성 질병 치쿤구니아의 발생원인과 그와 관련된 위험성에 대해 자세히 알아보기로 하자.

뼈대 있는 집안의 자손

  치쿤구니아 바이러스는 1953년 탄자니아에서 발생한 환자의 몸에서 처음 유리되었다. 그 이후로 이 바이러스로 인한 집단발병이 여러 차례 있었고 특히 1970년에 태국을 휩쓸었던 전염병으로 많은 사망자가 발생했다. 아프리카와 동남아시아, 그리고 인도에서는 이미 풍토병으로 자리잡았다. 나이지리아와 자바에서 실시된 연구조사에 의하면 전인구의 70%가 이 바이러스에 감염된 경험이 있다고 한다! 놀라운 것은 질병의 역사가 오래되었음에도 불구하고 여태껏 효과적인 백신이 개발되지 않았다는 점이다. 백신을 개발하기 어려운 이유는 치쿤구니아 바이러스가 모기가 옮기는 아르보 바이러스—토가 바이러스로 구분되는 알파 바이러스—의 일종인데, 아르보 바이러스는 그 종류만 해도 500여 가지가 넘기 때문이다. 아르보 바이러스 중에서도 몇 가지는 사람에게 전염되어 특이증상을 유발한다. 이들 바이러스의 공통점은 게놈을 구성하는 리보핵산이 유사하다는 점이나 워낙 종류가 다양하다 보니 사람에게 적용할 수 있는 백신을 개발하기가 힘들다. 게다가 한 가지 종류에 대한 백신을 개발해보았자 예측하기 힘든 각 종류들 간의 상호작용으로 인해 그 효과를 기대하기가 어렵기 때문이다.

  둘째로, 대다수의 아르보 바이러스는 온도가 높고 건조한 환경에서 반응을 일으키며 에테르, 클로로포름, 데옥시콜레이트 나트륨과 같은 화학물질로 살균이 가능하다는 공통점이 있다. 또한 아르보 바이러스는 종류에 상관없이 모두 위험하다. 아르보 바이러스를 생쥐의 뇌에 주입하면 그 생쥐는 치명적인 뇌염증세를 보인다. 어느 종류를 주입해도 마찬가지이다. 1953년에 치쿤구니아 바이러스가 발견되었던 것도 이런 방식에서였다. 아르보 바이러스에 한 번 감염되었던 사람은 면역력을 갖게 되나, 그 면역력은 특정 바이러스에 대해서만 효과를 보인다. 여러 가지 종류에 모두 작용할 수 있는 면역이 아니라는 말이다. 아르보 바이러스의 종류가 500여 종이 넘는다는 것은 앞에서도 이미 언급한 바 있다. 즉, 사람은 이 전염성 바이러스의 위협에서 자유로울 수 없다.

또 하나의 눈에 띄는 공통점이 있다. 아르보 바이러스는 모두 사람을 무는 절지동물에 의해 전염된다는 점이다. 치쿤구니아의 경우, 숲모기(Aedes)속(屬)의 몸에 흰점무늬가 있는 아프리카흰줄숲모기(albopictus africanus), 퍼시퍼 타이로리(furcifer-taylori), 아에-아에집티(ae-aegypti) 아종(亞種) 같은 모기들이 주로 옮긴다. 모기는 감염된 동물이나 사람의 피를 빨아 바이러스에 감염되지만 이 바이러스들은 모기에게 해롭지 않다. 바이러스는 모기의 침샘에서 증식을 하다가 모기가 문 사람이나 동물에게로 옮아간다. 이런 식으로 모기는 아주 짧은 시간 안에 많은 피해자를 낸다. 감염된 사람을 문 '건강한 모기'가 다른 사람을 감염시키기까지 걸리는 시간이 단 몇 분이라고 추정하는 과학자들이 있을 정도이다.

증상도 매우 다양하다

일단 숲모기에 물리고 나면 잠복기가 하루에서 열흘이 넘게까지 지속될 수 있으나 일반적으로는 나흘에서 일곱째 되는 날 사이에 증세가 나타난다. 처음으로 나타나는 증세는 심한 고열과 관절통이며 특히 손목, 손발가락 뼈, 발목이 쑤시고 아프다. 곧이어 두통과 부종, 그리고 반점이 나타나고 부위가 매우 가려운 피부발진이 일어난다. 경우에 따라 목과 사타구니에 임파선이 부어오를 수 있고 잇몸에서 피가 나는 수도 있다. 또, 뇌수막염과 같이 심각한 합병증으로 발전하는 수도 있다. 이 질병은 신경계에 심각한 후유증을 남기고 목숨을 앗아가기도 한다. 아르보 바이러스 중에는 간이나 비장 질환을 유발하는 종류도 있고 심장막에 염증이 생기는 심막염(心膜炎)을 일으키는 종류도 있다.

반대로 바이러스에 감염이 되고도 아무런 증세를 보이지 않는 무증후성 환자들도 있다. 이와 같이 증세의 강도와 심각성은 환자에 따라 큰 차이가 난다. 이 바이러스 때문에 보건당국측의 일손이 바빠지는 것은 너무나 당연한 일이다. 다행히 비스테로이드성 항염제로 치료하면 병세가 빠르게 호전된다. 그러나 예외적인 경우도 있다. 이 년에서 사 년까지 지속되는 만성적인 관절염으로 거동에 불편을 겪을 수도 있는 것이다. 이 증세가 일어나는 원인은 아직까지 알려지지 않았다. 바이러스가 남아 있어서인지, 혹은 면역반응의 일종인지, 현재의 의학지식과 기술로는 규명할 수가 없다.

한편, 치쿤구니아의 진단에도 문제가 따른다. 치쿤구니아라는 진단을 내리기 위해서는 항체와 결합해 있는 바이러스를 분리해낼 수 있어야 한다. 그러나 현실적으로 바이러스 분리작업은 매우 민감한 작업이다. 손상되기 쉬운 이 바이러스는 특별한 환경이 조성된 실험실에서만 증식할 수 있기 때문이다. 이런 어려움 때문에 보통은 혈청학적 표준에 의거해 진단을 내리는 혈청진단법이 시행되고 있다.(최초의 증세가 나타난 지 닷새째 되는 날, 혈청 중에 M면역글로불린 항체(IgM)가 발견되면 치쿤구니아 감염증이라는 진단이 가능하다.

PCR(Polymerase Chain Reaction, 중합효소 연쇄반응)법은 간접적으로 혈액 속 바이러스의 존재여부를 신속히 진단해 낼 수 있는 유용한 방법이다.) 지난 2006년, 전염병의 피해가 사상 최고였던 레위니옹에서도 이 진단법이 시행되고 있다.

레위니옹에 발령된 경계경보

치쿤구니아가 처음 사람들 입에 오르내리기 시작한 것은 2005년 4월, 레위니옹 섬에서였다. 그 이후, 피해자의 수는 기하급수적으로 늘어났다. 2005년 9월에 보고된 환자의 수는 3,200명이었고, 10월에는 4,000명, 12월에는 6,000명…… 그리고 현재는 266,000명에 달하고 있다. 그곳 인구를 생각한다면 어마어마한 숫자가 아닐 수 없다. 인구 대비로 환산해 보면 프랑스에 1천2백만 명의 환자가 발생한 것과 다름없다. 사망률은 비교적 낮은 편이나 레위니옹에서는 2006년에 이미 93명의 사망자가 발생했다. 그 중에서도 2006년 일사분기에 사망한 여아의 사례를 주의 깊게 살펴볼 필요가 있다. 사망한 아이의 뇌척수에서 바이러스가 발견되었다. 이는 아이가 합병증 때문이 아니라 바이러스의 직접적인 작용으로 인해 사망했다는 사실을 증명해준다. 이로써 감염된 임산부가 태아를 감염시킬 수 있는 가능성이 대두되었다.(567명의 임산부를 대상으로 실시된 연구조사에서 피조사자 중 20%가 이 바이러스에 감염된 병력이 있다고 대답했다. 이들이 해산을 한 후, 신생아들을 검사해본 결과 33명의 아기가 감염이 되어 있었고 그 중 한 아기가 사망했다.)

레위니옹의 피해가 이토록 컸던 이유는 무엇이었을까? 우선 레위니옹 섬에는 하루에 수천 명의 승객들이 드나드는 공항이 있다는 점을 들 수 있다. 이웃한 마다가스카르 섬이나 마요트 섬, 코모레스 섬에서 수많은 사람들이 몰려드는데, 그들 중에 모기에서 옮은 갖가지 바이러스를 보유한 이들이 섞여 있는 것이다. 바이러스를 보유한 사람이 레위니옹으로 들어왔다고 상상해보자. 아직 감염이 되지 않은 '건강한' 숲모기가 그 사람을 물면서 바이러스를 보유하게 되고, 곧 숲 속의 주민들에게 그 바이러스를 옮기게 된다. 이런 악순환을 거치며 전염병이 빠르게 확산돼 나가지만 상황을 뒤집기는 힘들다. 이들 바이러스에는 효과적인 백신도, 치료방법도 존재하지 않기 때문이다. 유일한 해결책은 모기와의 전쟁뿐이다. 앞으로 자세히 다루어보겠지만 모기 퇴치를 위한 최선의 방법은 역시 위생관리라는 점을 기억해두자.

모기를 잡아라!

한정된 장소에 사는 모기를 박멸하는 일은 그리 어렵지 않다. 모기 잡는 살충제도 쉽게 구할 수 있다. 문제는 이런 화학약품들이 모기만큼이나 우리 몸에 해롭다는 것이다. 특히 호흡기는 이런 약품에 아주 민감하다! 레위니옹에서도 일차적인 방법으로 강력한 살충제를 사용해보았다. 그러나 당국은 환경파괴와 어린이들의 건강에 미치는 악영향을 우려하여 다른 방법을 찾아보기로 했다. 현재는 살충제 대신 선택된 두 가지 방법이 시행되고 있다.

첫째로, 모기 성충을 박멸하기 위해서 여러 가지 기술이 시도되고 있다. 우선, 분무기를 등에 진 사람이 특수 제작된 차량을 타고 약품을 뿜는 분사방식이다. 그러나 이때에는 분사되는 약품을 주의해서 다루어야 한다. 조심하지 않으면 약품을 분사하는 사람에게 염증과 피부홍반, 기침, 결막염, 두통, 어지러움, 소화불량 등의 증세가 나타날 수 있다. 그렇기 때문에 이런 약품을 다룰 때에는 반드시 보호 장비를 갖추어야 한다. 먼저, 약품분사 차량이 지나갈 때에는 문과 창문을 꼭 닫고 집 안에 있어야 한다. 또, 분사된 약품이 닿은 과일과 야채는 15일이 지난 후에 먹어야 한다. 물론 먼저 깨끗이 씻어 껍질을 벗겨내야 한다. 집안으로 들어올 때 신발에 묻은 먼지를 털어내는 것도 중요하다. 손을 꼼꼼하게 씻고, 손톱은 항상 짧게 깎으며 씻을 때도 신경을 써야 한다. 또, 어린아이들이 가지고 노는 장난감은 정기적으로 세심하게 닦아주어야 한다.

치쿤구니아를 예방하기 위해 도입된 두 번째 방법은 모기 유충을 박멸하는 것으로 유충을 효과적으로 제거하는 유충살충제를 물이 고인 곳에 직접 살포하는 방법이다. 그러나 그렇게 하는 것만으로는 충분치 않다. 그와 함께 완벽한 위생관리가 이루어져야 한다. 방법은 간단하다. 단순한 공식을 따르면 된다. 모기가 알을 낳으려면 고인 물이 필요하다. 즉, 모기는 연못이나 늪, 저수지에 꼬이기 마련이다. 심지어 꽃을 꽂아둔 화병이며 개의 물그릇이며 낙엽이나 찢어진 타이어의 잔해 같은 쓰레기 위에 고인 물에도 모기 알이 들어 있다. 즉, 물이 고인 곳은 어디가 되었건 모기 유충이 자라기에 최적의 환경을 제공한다. 그러니 고인 물을 없애는 것이 무엇보다 중요하다. 정원과 베란다, 창틀 등을 깨끗이 청소하는 것도 훌륭한 예방법이라고 할 수 있다.

그러나 레위니옹의 모든 모기를 박멸할 수 있다는 생각은 헛된 환상일 뿐이다. 그 어떤 방법을 동원해도 찻숟가락 하나로 대서양 물을 퍼내는 격이니 말이다! 하지만 포기하지는 말자. 우리에게는 마지막 비장의 무기가 남아 있다. 각 개인이 모기로부터 자신을 보호하는 것이다. 벌레물림방지크림, 스프레이, 전자모기향, 끈끈이테이프, 모기장 등 모기를 퇴치할 수 있는 방법들이 여러 가지가 있다. 몸에 달라붙는 긴소매 웃옷과 긴 바지를 입는 것도 좋은 방법이다. 모기가 잘 무는 시간은 하루 중에서도 이른 아침과 저녁 무렵이라는 점도 알아두어야 한다. 이때만큼은 더욱더 모기에 물리지 않도록 주의를 기울여야 한다.

모기와 연관된 다른 위험들

레위니옹의 최대 관심사는 치쿤구니아와의 전쟁이지만, 그렇다고 해서 다른 위험들을 간과해서는 안 된다. 우선 프랑스 본토로 바이러스가 유입될 가능성이 있다. 프랑스 남부 해안인 코트다쥐르 같은 지방에 바이러스가 퍼지지 말라는 법도 없다. 그러나 만약 그런 일이 벌어진다면 치쿤구니아의 새로운 장이 펼쳐지는 것이 되고 만다. 이 바이러스는 열대지방 이외의 지역에 퍼진 역사가 없기 때문이다. 그러나 이론상으로는 불가능할 것이 없다. 치쿤구니아에 감염된 여행객들이 프랑스 본토로 들어왔다고 상상해보자. 프랑스에 있는 숲모기가 감염환자의 피를 빨면서 전염병이 시작되는 것이다. 프랑스의 남동부에도 숲모기가 서식하고 있다. 특히 6월부터는 그 수가 무시하지 못할 정도로 늘어나기 때문에 여러 가지 위험요소가 갖추어진다고 볼 수 있다.

게다가 어느 날 갑자기 지구상에 다른 종의 모기나 신종 바이러스가 나타나 우리를 공격해올지도 모르는 일이다.

집 근처에 고인 물을 재빨리 없애야 하는 것은 레위니옹에만 해당되는 일이 아니다. 본토에 사는 우리 역시 이 간단하지만 중요한 위생 관리법을 지켜야만 한다.

마지막으로, 치쿤구니아를 옮긴 모기에 물린 후 뎅그열에 감염된 환자들의 사례를 살펴보도록 하자. 뎅그열은 신종 전염병은 아니나 지난 몇 년 동안 그 위력이 놀라우리만치 강력해졌다는 점에서 이목을 끌고 있으며 특히 아시아와 남미에 뎅그열 바이러스로 인한 출혈열 환자들이 늘고 있다는 점이 주목할 만하다. 앞서 말한 뎅그열 감염 환자는 1954년 필리핀에서 처음 발생했고 1981년 쿠바에 같은 전염병이 돌았으며 2001년에는 브라질이 큰 타격을 입었다. 이 전염병은 치쿤구니아를 옮기는 모기와 같은 종류인 숲모기가 옮긴 바이러스에 의해 시작되었다. 질병증세가 일반적인 감기와 비슷한 경우도 있었으나 심한 출혈로 인해 입원이 불가피한 경우도 있었다. 현재까지 뎅그열 환자의 발생이 보고된 지역으로는 마다가스카르와 아프리카의 몇 개국, 그리고 서인도제도의 앤틸리스 열도 등이 있다. 치쿤구니아 바이러스와 뎅그열의 연관성은 불길한 조짐이라고 할 수 있다. 앞으로 닥칠 예기치 못한 위험에 맞서기 위해서는 이 장에서 소개한 예방법을 반드시 지키는 것이 최선이라고 하겠다.

새로 등장한 위험들의 여러 가지 특징

"세균에게는 생물학자를 조사할 만한 시간이 없다."
— 앙리 미쇼

세계보건기구(WHO)의 발표에 의하면 지난 20년 동안 30가지의 신종 질병이 발현했다고 한다. 게다가 에이즈, 에볼라증, 크로이츠펠트 야콥병을 포함한 이들 신종 질병에는 예방을 위한 백신은 물론 치료법도 전무한 상태이다. 이제 우리는 시간을 재가며 끝내야 할 숙제를 안고 있는 셈이다. 전보다 더 빠른 속도로 퍼져나가는 신종 바이러스들과 맞서 싸워야 하는 것이다. 지금은 조류독감이나 치쿤구니아를 겁내고 있을 뿐이지만 내일이면 더 무서운 세균이 나타날지도 모른다. 결국 현재 치명적인 전염병이 발생할 위험이 과거 어느 때보다도 크다고 할 수 있다. 이런 현상을 어떻게 설명할 수 있을까?

세균의 공격을 이기지 못하는 사람들

이미 한 세기 전에 루이 파스퇴르는 이렇게 말했다. "세균은 아무것도 아니다. 그 세균이 어디에 있느냐가 중요할 뿐이다." 다시 말해,

같은 병원균이 서로 다른 두 사람의 체내로 들어갔을 때, 나타나는 중세는 환자의 신체조건에 따라 차이가 난다는 것이다. 다른 사람들보다 더 병약한 사람도 있고 병원균의 공격을 더 잘 견디는 사람들도 있기 마련이다. 자, 이것이 앞서 제기한 질문에 대한 첫 번째 답변이다.

지난 몇 년간 세균성 질병에 가장 많이 노출되었던 사람들은 노인들이었다. 나이가 들수록 우리의 면역력은 약해진다. 90세 이상의 노인들이 단순한 감기로 사망하는 것은 바로 약해진 면역력 때문이다. 그렇기 때문에 노인들에게는 독감예방백신 접종이 적극적으로 권장되고 있고 비용은 건강관리공단의 부담으로 보험처리가 된다.

그러나 노인들만 위험에 노출되어 있는 것은 아니다. 에이즈 바이러스 보균자들이나 화학요법 치료를 받고 있는 환자들이나 코르티손, 즉 부신피질 호르몬제를 복용하는 환자들, 혹은 당뇨환자들 역시 병원균에 민감한 반응을 보인다. 이렇게 병원균에 약한 사람들의 숫자는 날이 갈수록 늘어가고 있다. 현대의학기술의 발달로 인해 앞서 말한 환자들의 수명이 과거보다 훨씬 더 연장되었기 때문이다. 그러나 별 중세를 보이지 않는 사람이라고 해서 세균의 공격을 피할 수 있을 것이라고 생각해서는 안 된다. 최근 발표된 자료에 따르면 프랑스 사람들 중 일천삼백만 명이 불완전한 면역체계를 갖고 있다.

유전적 특성 역시 큰 변수로 작용한다. 태어날 때부터 특정 바이러스에 대한 면역을 갖고 있는 사람들이 있다. 심지어는 에이즈 바이러스에 면역력을 가지고 태어나는 사람도 있다. 이 점에 대해서는 더 심도 있는 설명이 필요하니 다음에 다시 이야기하기로 한다. 반면, 살모넬라균에 감염되기 쉬운 유전자를 타고 나는 사람들도 있다.

지구상의 인구가 많아질수록,
교역이 활발해질수록 바이러스도 많아진다

바이러스에 약한 인구가 늘었다는 것으로는 모든 것을 설명할 수 없다. 최근 몇 년간 지구상의 전체 인구가 크게 증가한 것도 바이러스의 확산에 상당히 큰 역할을 했다. 몇몇 지역의 인구집중이 극도로 심화되면서 바이러스 감염의 위험도 함께 치솟았다. 특히 앞서 언급한 것처럼 동물들과 직접 접촉이 이루어지는 환경에서 가족 전체가 한 방에서 잠을 자는 경우에는 그 위험이 더욱더 크다. 이런 상황에서는 동물의 병이 사람에게 옮겨질 수 있다. 공수병이 바로 그런 예이다.

그런데 이런 큰 폭의 인구증가와 함께 세계는 지구촌이라는 개념으로 하나가 되었다. 항공교통이 보편화되면서 중국의 어느 농가에 사는 사람이 열두 시간 만에 프랑스 파리 샤를드골 국제공항에 도착하는 것이 가능해졌다. 정말로 있음직한 상황을 한 번 상상해보자. 동물들과 매일 접촉하는 한 농부가 어느 날 자신도 모르는 사이에 바이러스에 감염되었다고 치자. 그가 물건을 내다 팔러 이웃 마을의 장에 간다면 물건값을 흥정하는 과정에서 다른 사람에게 바이러스를 옮겨주게 된다. 이제 농부에게서 바이러스를 옮은 사람이 몇 시간 후에 파리행 비행기에 오른다. 열두 시간 정도의 비행을 마치고 파리 샤를드골 공항에 내릴 때까지 그에게서는 아무런 증세가 나타나지 않는다. 그러나 잠복기에 들어간 그 사람이 파리 시내를 걷고 있는 사람들에게 바이러스를 옮겨 줄 가능성은 충분하다.

대규모 산림 벌채로 숲이 사라지고 있는 것도 원인으로 작용한다. 숲이 사라지면 사람과 접촉할 기회가 전혀 없었던 동물들이 노출된다. 사람에게는 그 동물들이 보유한 바이러스에 대한 면역이 채 갖추어지지 않았다.

기후의 변화 역시 병원성 질병의 발병에 큰 몫을 했다. 기후 변화로 인한 지구 곳곳의 재난은 말할 것도 없고 지구온난화로 인한 피해도 상당히 크다. 기온이 올라가면 더운 지방에서만 볼 수 있었던 바이러스 매개체들의 번식에 좋은 조건이 조성되어 곧 우리가 사는 곳 역시 침범을 당할 수 있게 된다. 이 경우에도 역시, 우리의 면역체계는 적응이 되지 않은 새로운 병원균과 맞닥뜨리게 된다.

윤리와 책임

과거에 창궐했던 전염병이나 자연재해의 예를 통해, 우리는 세계적인 전염병이 초래할 수 있는 위험을 예상해 볼 수 있다. 뿐만 아니라 그런 재난이 휩쓸고 간 이후 철저하게 망가지는 한 사람의 인생과 전체 사회의 모습도 그려볼 수 있다. 그와 더불어 전염병을 예방하기 위한 노력에는 투명한 윤리의식과 책임의식이 기본이 되어야 한다는 것과 비합리적인 행동이 돌이킬 수 없는 비극을 낳을 수 있다는 사실을 잊지 말아야 한다. 이는 관계당국은 물론 사회에 대한 책임이 있는 기업들에게 우선 해당되는 점이다.

2006년 3월 15일, 오를레앙 경범재판소는 루아레 지방의 한 가금류 사육업체 대표에게 유죄판결을 내렸다. 병든 새에 의해 감염이 일어날 수 있다는 사실을 직원들에게 충분히 알리지 않았고 필요한 예방조치를 취하지 않았다는 죄목이었다. 클라미디아(chlamydia) 병원균에 감염된 새가 여덟 명의 직원에게 병을 옮겼고 그 중 한 사람은 폐부종을 일으켜 코마 상태에 빠지고 말았던 것이다. 재판소측은 위험에 대한 충분한 정보제공 및 대비조치의 부재를 이유로 업체 대표에게 실형을 선고했다.

선천적 면역

이 책의 마지막 장에서 언급한 새로운 위험들에 대해서는 아직 별다른 대비책이 없는 것 같아 보일 수도 있다. 그렇지만 우리를 불안하게 하는 수많은 위협들이 실제로 나타날 가능성은 매우 높다. 그러나 그런 사실을 부인하는 것보다는 우리 앞에 닥칠 위험을 예측하고 분석하여 지혜롭게 맞서는 것이 더 바람직하지 않을까? 이런 위험에 맞서는 데에는 예방과 정보의 습득과 철저한 위생관리가 그 무엇보다 효과적인 무기가 되어준다.

오랜 세월 동안 인류는 수없이 많은 전염병과 싸워 이겨왔다. 재난에서 살아남을 수 있었던 것은 앞에서 말한 바와 같이 비축해둔 음식으로 식사를 해결하며 외부와의 접촉을 최대한 피했던 것과 바이러스와 박테리아, 혹은 그들의 매개체를 멀리할 수 있는 구체적인 방법을 적용했던 덕분이었다. 1630년 밀라노에 페스트가 퍼졌을 당시, 몇몇 주민들은 집 밖으로 나올 때에는 반드시 권총을 뽑아들고 주변 사람들에게 멀리 떨어지라며 위협을 했다. 1720년 마르세유에서는 당국의 주도하에 도시 주변에 성벽을 쌓아 전염병의 침입을 막았다. 현대를 사는 우리에게는 훨씬 더 간단한 방법이 있다. 전염병의 확산을 매우 효과적으로 늦추어주는 보호 장비인 백신과 마스크를 이용하는 것이다.

그러나 사람들이 늘 염두에 두어 온 사실이 있다. 우리의 몸에는 전염병에 맞설 수 있는 능력이 있다는 점이다. 페스트나 나병, 결핵과 같은 무서운 전염병이 돌아도 피해를 입지 않고 살아남는 사람들이 반드시 있었다. 이들 생존자들이 지구 전체를 휩쓴 전염병을 이길 수 있었던 것은 그들의 우수한 면역력 덕분이었다. 그리고 우리는 그 생존자들의 후손들이다. 그렇다면 이제는 이런 의문을 가져볼 수 있다. 새로운 질병에 대한 면역을 가지고 태어나는 사람들도 있을까?

에이즈의 경우를 살펴보면 이 의문에 대한 긍정적인 대답을 찾을 수 있다. 미국의 한 과학연구팀이 1996년 8월 《셀(Cell)》지(誌)에 발표한 연구 결과를 참고해보기로 하자. 이 팀은 에이즈 혈청반응에서 양성을 보인 파트너와 동거를 하면서 감염에 대한 예방조치를 전혀 취하지 않았음에도 불구하고 계속해서 혈청반응 음성을 보이는 두 남성의 유전자형을 연구했다. 두 남성은 모두 'CKR-5'라는 단백질이 생산되지 않는 유전자를 가지고 있었다. 이 물질은 에이즈 바이러스가 한 세포로 침투하는 데에 필요한 수용체로 이 단백질이 없으면 바이러스는 목표한 혈구를 찾아내지 못해 공격력을 잃게 된다. 다시 갈해, 이 두 남성은 에이즈라는 병에서부터 자신을 보호해주는 유전자의 덕을 톡톡히 보고 있었던 것이다.

마찬가지로 영국 리버풀 대학의 던컨 교수와 스콧 교수는 'CCR5-델타32'형 돌연변이 유전자를 가지고 있는 사람들은 HIV에 접촉한 후에도 에이즈에 걸리지 않는다는 사실을 밝혀냈다. 이 돌연변이 유전자는 에이즈 바이러스가 면역체계를 구성하는 세포를 파괴하는 것을 막는다. 연구 결과에 의하면 CCR5는 유럽에 퍼졌던 페스트 덕분에 생겨난 것이라고 한다. 두 교수는 전체 유럽인구 중 10%에 해당하는 사람들이 이런 특성을 가지고 있다고 추정한다. 1711년에 창궐했던 코펜하겐 페스트로 황폐화되었던 스칸디나비아 국가들의 경우에는, 전체 인구의 15%에 해당하는 사람들이 이 면역력을 갖추고 있다고 한다! 콘돔을 사용하지 않아도 좋다는 의미로 이런 사례를 소개한 것은 아니다. 단지 인류가 에이즈와 같은 치명적인 전염병에 대해 무방비 상태로 남아 있지는 않다는 사실을 알리려 한 것이다.

앞으로 우리는 이런 면역력이 큰 몫을 담당하게 될 어려운 시기를 겪을 가능성이 많다. 철저한 위생관리와 면역력은 우리를 지켜주는 단단한 버팀목이 되어 줄 것이다.

맺는말

건강법은 문화를 반영한다. 시대에 따라 나라에 따라, 혹은 문화나 종교에 따라 다양한 건강법들이 변화와 적응을 거듭하며 발전해왔다. 오늘날의 건강법은 오래된 미신이 발달된 과학기술로 전환하는 과정의 중간에 서 있다. 물론 예로부터 전해 내려오는 건강법 중에도 탁월한 효과가 입증된 것들이 있다. 그런 방법들은 우리의 건강을 지켜주었고 질병을 예방할 수 있게 해주었다. 그러나 그 외의 것들은 종교적인 이유로, 혹은 가풍이라는 이유로 맥을 이어왔을 따름인 불필요한 것들이었다.

현재 우리는 인류 역사상 전례가 없는 행운을 누리고 있다. 건강을 지키기 위한 다양한 전략들의 효과를 정확하게 검증할 수 있는 고도의 기술과 장비를 갖추고 있다는 의미에서다. 전염병학적인 연구와 통계자료 덕분에 다양한 예방조치의 타당성을 평가할 수도 있게 되었다.

이제, 우리의 건강은 우리의 손에 달려 있다. 우리는 자신을 보호할 수 있는 건강법을 이용하여 역사의 흐름을 바꾸어놓을 수 있다. 그리고 더 이상 존재할 이유가 없는 것들을 과감히 버림으로써 케케묵은 미신에서 자유로워지는 기쁨을 맛볼 수 있다.

　철저한 위생관리는 최초의 의학이자 모두에게 해당되는 기본적인 의학이라고 할 수 있다. 지금으로부터 25세기 전에 히포크라테스는 이 사실을 깨닫고 "음식으로 못 고치는 병은 약으로도 못 고친다."라는 말을 남겼다. 서양의학의 아버지는 이 한마디로 일상생활에서의 위생관리가 얼마나 중요한지를 강조했던 것이다.

참고 문헌

아빌드가르드 피터스런드 N.A. 「주사바늘을 통한 C형 간염 바이러스의 감염위험 사례, 문신시술시 감염되는 C형 간염 바이러스」 더 랜싯, 1991년 8월.

Abildgaard Peterslund N.A., 「Hepatisis C Virus transmitted by tattooing as a risk of hepatisis C virus infection needle」 *The Lancet*, août. 1991.

아카르 J., 아르망고 M., 모다이 J., 로르톨라리 O., 『전염성 질병 진단』, 비고 출판사, 1995년.

Acar J., Armengaud M., Modaï J., Lortholary O., *Décision en maladies infecteuses*, Vigot, 1995.

앨리슨 J., 게르바 C., 『감기와 독감의 허를 찌르는 세균 전문가들의 조언서 : 가정이나 직장이나 그 어디에서나 당신의 건강을 지켜줄 수 있는 기릴라 전법』, 헬스 커뮤니케이션스.

Allison J., Gerba C., *The Germ Freak's guide to Outwitting Colds and flu : Guerilla tactics to keep yourself healthy at home, at work and in the world*, Health Communications

(※국내 출간제목 : 『굿바이 세균 : 만병이 피해가는 세균 민감족의 건강

실전 노하우』, 해피니언 출판사)

베르시옹 R., 카레르 C., 드마이 H., 뷔송 Y., 「지부티 주둔군에 발생한 포도상구균에 의한 집단 감염형 식중독의 임상학적 · 생물학적 측면」, *Bull. Soc. Ex*, 1993년.
Bercion R., Carrere C., Demaille H., et Buisson Y., 「Aspects cliniques et biologiques d' une toxi-infection alimentaire collective à streptocoque A survenue dans une unité militaire stationnée à Djibouti」, *Bull. Soc. Ex*, 1993.

비톤 G., 게르바 C., 윌리 J., 『지하수오염 미생물학』, 존 윌리 & 선스 Inc. 1984년.
Bitton G., Gerba C., Wiley J., *Groundwater Pollution Microbiology*, John Wiley & Sons Inc., 1984.

전염성 질병과 열대성 질병 연구부, 『E. Pilly 시리즈, 전염성 질병과 열대성 질병』. 비박티스 플뤼스, 2006년.
Collège des universitaires des maladies infectieuses et tropicales, *E. Pilly, Maladies infectieuses et tropicales*, Vivactis Plus 2006.

원내감염 국립기술위원회, 「의료기구 소독」, 1998년 모범실무지침서, 프랑스 고등보건심의회.
Comité technique national des infections nosocomiales. 「Désinfection des dispositifs médicaux」 in Guide des bonnes pratiques 1998, Conseil supérieur d' Hygiène publique de France.

커티스 V., 바이런 A., 드베럴 K., 휴 C., 벨라미 K., 드레이저 B., 「해충과 생활습성에 관련된 가정 내 위생」, 사회과학과 의학, 2003년 8월.
Curtis V., Biran A., Deverell K., Hughes C., Bellamy K., Drasar B., 「Hygiene in the home : relating bugs and behaviour」, Social Science and

Medicine, août 2003.

드 니콜라 P., 나폴리타노 L., 바르톨로메오 N., 와쿠 이노센티 P., 「맹장 천공성궤양의 원인 고래회충」, 키에티 단눈치오 대학 외과학부, 2005년 10월.
De Nicola P., Napolitano L., Bartolomeo N., Waku Innocenti P., 「Anisakiasis presenting as perforated ulcer of the caecum」, Dipartimento di Scienze Chirurgiche, Universita degli Studi G. D' Annunzio di Chieti, octobre 2005.

드렌느 J.-P., 브리케르 F., 『우리를 위협하는 전염병』, 파야르 출판사 2005년.
Derenne J.-P., Bricaire F., *Pandémie, la grande menace*, Fayard, 2005.

드렌키워 D., 던즈 L., 「여자대학생들을 대상으로 한 손씻기 행태조사」, 미국 방역(防疫) 학회지, 2003년 4월
Drankiewicz D., Dundes L., 「Handwashing among female college students」, *American Journal of Infection Control*, avril 2003.

장틸리니 M., 『열대의학』, 「의학과 과학」 플라마리옹 출판사.
Gentilini M., *Médecine tropical*, 「Médecine-Science」, Flammarion.

게르바 C.P., 월리스 C., 멜닉 J.-L., 「가정집 화장실의 미생물학적 위험성 : 습기의 생성과 잔여 미생물」, 마이크로바이올, 1975년 8월.
Gerba C.P., Wallis C., Melnick J.-L., 「Appal Microbiological Hazards of household toilets : Droplet production and the fate of residual organisms」, *Microbiol*, août, 1975

케이건 L. J., 아이엘로 A.E., 라슨 E., 「전염성 질병 전파에 있어서 가정

내 환경의 역할」, 지역보건 학회지, 2002년 8월

Kagan L. J., Aiello A. E., Larson E., 「The Role of the home environment in the transmission of infectious diseases」, *Journal of Community Health*, août 2002.

레나디에 F., 「진드기 축출방법」, 로칠드 병원 알레르기 센터.

Leynadier F., 「Mesures d' éviction des acariens」, Centre d' allergie, hopital Rôthschild.

뤼미네 B., 기요네 J. P., 「보건안전, 문신과 피어싱 시술의 위험성」, 에로 DDASS(보건사회 도(道)지국)

Luminet B., Guyonnet J. -P., 「Sécurité sanitaire, tatouage et piercing, des pratiques professionnelles à risques」, DDASS de l' Hérault.

페퍼 이안 L., 찰스 게르바, 『환경미생물학 : 실험실 지침서』, 아카데믹 프레스, 2004년.

Pepper Ian L., Charles Gerba, *Environmental Microbiology : A laboratory Manual*, Academic Press, 2004.

살루조 J.-F., 비달 P., 곤잘레스 J.-P., 『신종바이러스』, IRD 출판

Saluzzo J.-F., Vidal P., Gonzales J.-P., *Les Virus émergents*, IRD Éditions.

셔니슨 K., 「덜 익힌 생선을 섭취한 아이슬란드인들에게서 보고된 물개 회충(네마토다, 고래회충 유충)」, 실험병리학연구소, 레이캬비크 켈덤 아이슬란드 대학교.

Shirnisson K., 「Pseudoterranova decipiens (Nematoda, Anisakidae larvae) reported from humans in Iceland after consumption of insufficiently cooked fish」, Institute of Experimental Pathology, University of Iceland, Keldum, Reykjavik.

스미스 G.L., 어빙 W.L., 맥컬리 J.W., 로랜즈 D.J., 『건강을 위협하는 새로운 공격. 바이러스 감염 치료』, 캠브리지 대학출판부, 영국 캠브리지 2001.

Smith G.L., Irving W.L., Mc Cauley J.W., Rowlands D.J., *New Challenge to Health. The treat of virus infection*, Cambridge University Press, Cambridge, United Kingdom, 2001.

토벤버거 J. K., 레이드 A. H. 크라프트 A. E., 비유바르 K. E., 파닝 T.G., 「1918년 발생한 스페인 독감 바이러스의 초기 유전학적 특징묘사」, 사이언스 지(誌), 1997년.

Taubenberger J. K., Reid A. H., Krafft A. E., Bijwaard K. E., Fanning T. G., 「Initial genetic characterization of the 1918 spanish influenza virus」, *Science*, 1997.

우에다 M., 기쿠치 S., 가수가이 T., 수니치 T., 리야케 C., 「헬리코박터피로리균의 미생물학적 위험성 : 소아기 가려움증을 유발하는 가정 내 환경」, 암(癌) 국제학술지, 2003년 10월.

Ueda M., Kikuchi S., Kasugai T., Shunichi T., Liyake C., 「Helicobacter pylori risk associated microbiology : itch childhood home environment」, *Cancer Sci*, octobre 2003.

바인베르거 M., & al., 「2000년 이스라엘 웨스트나일열 발병의 전염병학적 측면」, *Emerg inf Dis*, 2001년.

Weinberger M. et al., 「West Nile fever outbreak, Israel 2000 Epidemiological aspects」, *Emerg inf Dis*, 2001.

화이트 C., 콜블 R., 칼슨 R., 립슨 N., 돌란 M., 앨리 Y., 클린 M., 「대학 기숙사 내 학생들의 손 위생이 질병 발병률에 미치는 영향」, 미국방역학회지,

2003년 10월.

White C., Kolble R., Carlson R., Lipson N., Dolan M., Ali Y., Cline M.,「The effect of hand hygiene on illness rate among students in university residence halls」, *American Journal of Infection Control*, octobre 2003.

세계보건기구(WHO) 웹사이트에서도 신종 식중독에 대한 정보를 열람할 수 있습니다.

www.who.int/fr/index.html.

감사의 말

Prof. 파트릭 베르쉬(Patrick Berche), Prof. 벵상 카를리에(Vincent Carlier), Prof. 자끄 에스티엔느(Jacques Estienne), Prof. 클로딘느 주니앙(Claudine Junien), Prof. 필립 라그랑주(Phillippe Lagrange), Prof. 프랑시스크 레나디에(Francisque Leynadier), Dr. 스테판 파스토(Stéphane Pasteau), Dr. 파비앙 스퀴나찌(Fabien Squinazi), Dr. 미셸 고티에(Michel Gauthier), 로랑 웨일(Laurent Weill), 그리고 마리 살드만(Marie Saldmann) :

이상 여러분들의 우정과 조언, 그리고 원고를 몇 번이고 되풀이하여 읽어준 인내심에 감사를 드립니다.

꼼꼼한 의사 선생님의 애정 어린 조언

프레데릭 살드만(Dr. Frédéric Saldmann) 박사는 파리 종합병원에서 심장 전문의사로 근무한 바 있고, 건강에 관련된 여러 저서를 발표한 영양·위생 전문가이다. 그의 최근작 『손을 씻자(원제 : On s' en lave les mains)』에는 현대인의 건강을 지키기 위한 가장 기본적인 방법들이 소개되어 있다.

사실, 몸이 아파 병원에 가도 의사와 마주앉아 긴 이야기를 나눌 여유가 없다. 간단한 진료 후 주사와 약을 처방받고 따뜻한 물을 많이 마시라거나 마스크를 착용하라, 특정 음식을 피하라는 몇 가지 조언을 듣고 진료실을 나오는 것이 보통이다. 좀더 심각한 증세로 입원을 했을 때에도 사정은 별로 다르지 않다. 그런데 환자들만 그런 현실을 안타까워한 것은 아니었나 보다. 살드만 박사는 프랑스 일간지 기자와의 인터뷰에서 "시간적인 제약 때문에 환자에게 미처 해주지 못한 이야기들을 책으로 엮었다"고 밝혔다.

현대 의학의 발전을 비웃기라도 하듯 듣도 보도 못한 신종 질병이 출몰하고 있고 병원균들은 인간보다 더 빠르게 항생제에 대한 내성을 갖추고 있다. 상황이 이러하니 일단은 병에 걸리지 않고 볼 일이다. 살드만 박사가 제안하는 방법들은 아주 간단한 것들이다. 책에는 우선 손을 깨끗이 씻자는 것에서부터 침구를 청결히 할 것, 칫솔을 자주 갈아줄 것, 탄 음식을 먹지 말 것 등 누구나 기본적으로 알고 있는 점들이 강조되어 있다. 그렇다면, 책을 내면서까지 누구나 다 아는 이야기를 다시금 강조하는 이유는 무엇일까? '아는 것'과 '실천하는 것'은 별개이기 때문이 아닐까 싶다. 기본적인 위생관념에 무감각해진 우리에게 경종을 울리려는 듯, 박사는 여러 가지 충격적인 사례들과 자세한 통계수치를 제시하고 있다. 솔직히 고백하자면, 역자는 번역을 하던 중에 벌떡 일어나 베갯잇과 침대보를 벗겨 빨고 매트리스도 진공청소기로 꼼꼼하게 청소할 수밖에 없었다. 조만간 베갯속도 새것으로 바꿀 결심이다. 아마 이 책을 읽은 독자 여러분들도 비슷한 반응을 보이시리라 생각한다.

예전 같으면 프랑스인 의사가 쓴 건강관련 서적이 한국인에게는 별 도움이 되지 않았을 수도 있다. 그러나 급격히 서구화된 우리의 생활 양식은 이제 프랑스 사람들이 사는 방법과 크게 다르지 않다. 대형 마트에서는 갖가지 열대 과일이 판매되고 있고, 해외로 여행을 떠나는 사람들도 많아졌다. 친환경상품에 대한 관심도 높아졌고 유기농제품만을 고집하는 사람들의 수도 늘었다. 거의 각 가정마다 진공청소기를 쓰고 있으며 음이온발생기나 공기청정기를 사용하는 사무실과 가정들도 많아졌다. 즉, 프랑스인 의사가 우려하는 생활 전반에 관한 위생문제가 우리에게도 고스란히 적용된다는 것이다. 그만큼 잘 살게 된 것이라고 좋아해야 하는 것일까. 오히려 살드만 박사는 동양인들의 생활양식에서 배워야 할 점이 많다고 주장하고 있다. 외국 영화를 볼 때, 가장 답답하고도 찝찝한 장면 중의 하나가 등장인물이 신발을 신은 채 침대에 벌렁 드러눕는 것이라는 점에는 모두 공감하리라 생각한다. 실제로 밖에서 신던 신발을 거실 카펫에 문지르는 외국인들의 행동은 정말 당혹스럽다. 그러면서도 현관 앞에 놓인 매트에다가 신발을 털지 않고 들어오는 사람들을 구박하는 건 또 뭔지…….

프레데릭 살드만 박사는 습기와 병원균으로 가득한 신발 털이용 매트의 비위생성을 고발하며 실내에 들어올 때 신발을 벗는 동양인들의 생활방식을 배우라고 권한다. 또, 프랑스인들 사이에서 생선회의 인기가 날로 높아져 가고 있는 실정인지라 날 생선을 먹을 때 주의해야 할 점들도 다수 지적되고 있는데, 이 부분에서도 새겨들어야 할 이야기들이 많다. 사스나 조류독감과 같은 전염병의 이름도 전혀 낯설지 않아, 부정적인 측면이긴 하나 '지구촌' 이라는 말을 다시 한 번 실감을 할 수 있었다.

저자가 참 꼼꼼한 사람이라는 느낌이 들었다. 이 책에는 제대로 된 정보를 알지 못해서, 혹은 잘못된 상식 때문에 건강을 지키지 못하는 현대인들에게 건네는 한 의사의 애정 어린 조언이 가득 들어 있다.

음식이 좀 탔다고 불평하는 식구들에게 "괜찮아, 먹어도 안 죽어!" 라고 외치던 역자 본인이 자진하여 검게 그을린 고기 가장자리를 말끔히 떼어내게 된 것도 다 이 책 덕분이다. 그만큼 박사의 말은 설득력이 강하다. 딱딱하고 전문적인 의학용어를 나열하는 대신, 생활 속에서 늘 접하는 상황들을 예로 들었기 때문에 이해하기도 쉽고 실천에 옮기기도 어렵지 않다. 주목할 만한 점은, 이야기를 쉽게 풀어나가

면서도 정확한 통계적 근거를 제시하여 전문가다운 면모를 발휘했다
는 것이다.

　세상이 참 바쁘게 돌아간다. 너무 바쁘다 보니 잊고 사는 것들도 많
아졌다. 그러나 건강 문제만큼은 잊어서도, 남에게 맡겨서도 안 되는
종류의 것이 아닐까. 특별한 건강식품이나 운동에 시간과 돈을 투자
할 필요는 없을 것 같다. 내가 마시는 공기, 내 입으로 들어오는 음식
의 위생을 지킬 수 있다면 그보다 더 좋은 건강관리법이 없을 것이다.
박사의 조언을 따르려면 좀 부지런해야 할 것 같다. 그러나 책에 소개
된 충격적인 사례를 접하고 나면 아무리 게으른 사람이라도 자리를
털고 일어나지 않을 수 없을 것이다. 저자의 바람대로, 이 책이 여러
독자분들의 건강을 지키는 데에 도움이 되었으면 한다.